新生児から小児 すぐに役立つ
単純X線撮影マニュアル

X-ray imaging manual for use with newborn and children

国立研究開発法人
国立成育医療研究センター
放射線診療部統括部長
野坂 俊介 監修

国立研究開発法人
国立成育医療研究センター

診療放射線技師 著

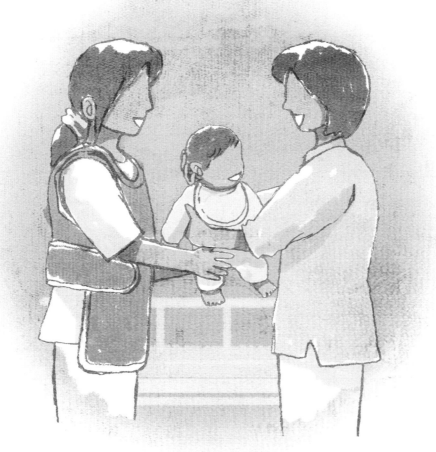

医療科学社

監修者序文

　本書の企画は，国立成育医療研究センター放射線診療部で長年受け継がれてきた「単純X線撮影マニュアル」が基となっている．その執筆は，国立成育医療研究センター放射線診療部所属の診療放射線技師によるもので，若手からベテランを含む部門全員の集大成である．

　本書の構成は，第Ⅰ章の「総論」に続いて，第Ⅱから第Ⅶ章の「撮影技術」，第Ⅷ章の「資料」，という順になっている．

　「総論」は，5セクションから成り，実際の検査を行う前の準備，検査中の工夫といった点が記載されている．

　「撮影技術」は，各論ともいえる章で，頭頸部，脊椎，胸部，胸腹部，上肢，および下肢，といった解剖学的部位別にそれぞれ，21，28，13，12，25，および37のセクションから構成されている．これらの章のセクションの総数は136にもなり，全身が隈なく網羅されている．特筆すべきは，撮影部位ごとに，適応，年齢区分別の撮影条件，撮影方法，チェックポイントが1頁に解りやすく記載されていることである．目次に続く「本書の見方」には，その実際が解説されている．

　「資料」は，小児の特徴をはじめ，年齢別変化など，出力された画像の解釈に役立つ情報が多岐にわたり記載されており，その数は17セクションにもなる．

　本書は，総頁数169頁の大作となったが，全体に簡潔かつ平易な書き方で，重要なことは繰り返し記載されている．使い方はもちろん自由で，最初から読み進んで行くのも良いが，日常診療のなかで，該当する「撮影技術」のセクションを確認し，実際の撮影に役立てて頂く，といった使い方もある．

　小児の単純X線撮影を行う施設であれば，その取り扱い件数の多寡にかかわらず，必ず役に立つ1冊であることを確信している．

国立成育医療研究センター　放射線診療部統括部長

野坂　俊介

著者序文

　近年，診療放射線技師を取り巻く環境は大きく変わった。単純X線撮影システムは，CR（コンピューテッド・ラジオグラフィ）からFPD（フラット・パネル・ディテクタ）へと変わり，より低被ばくで高精細な画像が得られ，さらに作業効率も向上した。しかし，単純X線撮影において，診療放射線技師に求められる恒久的事項は，目的部位をしっかりと描出し，診断可能な画像を提供することである。特に小児においては，成人とは違い，小児特有の疾患と解剖を熟知し，それに基づく撮影技術が必要である。また，患児の状況・状態に合わせ，安心して検査が受けられる環境づくりと，安全に検査を行うためのスキルも重要である。

　そんな折，前診療放射線技師長　堀口弘氏より小児X線撮影技術の均てん化を目的とした手順書作成の提案があり，必要な知識と技術を全員が共有できるマニュアルを完成させた。執筆者は全員，成育医療研究センターの診療放射線技師である（執筆時）。小児医療に携わるビギナーのことを念頭において，わかりやすく丁寧に執筆した。しかしながら不備な点やわかりにくい点も多々あるかもしれない。これらの点について読者諸賢よりご指摘いただくことで，加筆，修正するなどし，より良いマニュアルに仕上げていきたいと考えている。

　最後に本書の監修をご快諾いただいた野坂俊介先生，多忙な日常業務に追われる中で原稿を見直し執筆にあたってくれた当科スタッフ，そして出版にご尽力いただいた医療科学社編集部の齋藤聖之氏に深謝いたします。

2018年10月吉日
著者を代表して

国立成育医療研究センター　放射線診療部

平松　千春

執筆者一覧
（五十音順）

浅野　圭亮	国立研究開発法人 国立成育医療研究センター	診療放射線技師
伊藤　政之	国立研究開発法人 国立成育医療研究センター	診療放射線技師
今井　瑠美	国立研究開発法人 国立成育医療研究センター	診療放射線技師
岩間　佳子	国立研究開発法人 国立成育医療研究センター	診療放射線技師
大越　康正	国立研究開発法人 国立成育医療研究センター	診療放射線技師
木村　恭彦	国立研究開発法人 国立成育医療研究センター	診療放射線技師
黒崎　栄治	国立研究開発法人 国立成育医療研究センター	診療放射線技師
鈴木　成人	国立研究開発法人 国立成育医療研究センター	診療放射線技師
染森　太三	国立研究開発法人 国立成育医療研究センター	診療放射線技師
高坂　未来	国立研究開発法人 国立がん研究センター中央病院	診療放射線技師
髙橋　　毅	国立研究開発法人 国立成育医療研究センター	診療放射線技師
田中　英之	国立研究開発法人 国立成育医療研究センター	診療放射線技師
玉那覇晴香	一般財団法人同友会 藤沢湘南台病院	診療放射線技師
内藤　りょう	独立行政法人 国立病院機構東京医療センター	診療放射線技師
永松　洋志	国立研究開発法人 国立成育医療研究センター	診療放射線技師
鳴海　知秋	国立研究開発法人 国立成育医療研究センター	診療放射線技師
半田　賢一	国立研究開発法人 国立成育医療研究センター	診療放射線技師
日浦　諒大	国立研究開発法人 国立成育医療研究センター	診療放射線技師
平松　千春	国立研究開発法人 国立成育医療研究センター	診療放射線技師
藤田　勝則	国立研究開発法人 国立成育医療研究センター	診療放射線技師
藤渕　智康	国立研究開発法人 国立成育医療研究センター	診療放射線技師
藤吉真沙也	国立研究開発法人 国立成育医療研究センター	診療放射線技師
堀口　　弘	国立研究開発法人 国立成育医療研究センター	診療放射線技師
丸山　智之	国立研究開発法人 国立成育医療研究センター	診療放射線技師

新生児から小児 単純X線撮影マニュアル
Contents

監修者序文・II
著　者序文・III
執筆者一覧・IV
本書の見方・X

第I章　総　論 — 1

Section 1　はじめに — 2
Section 2　検査前の準備 — 2
Section 3　撮影についての注意事項 — 3
Section 4　装置の工夫 — 5
Section 5　固定具の使用例 — 6

第II章　撮影技術　頭頸部 — 7

Section 1　頭部正面 — 8
Section 2　頭部側面 — 9
Section 3　頭部タウン法 — 10
Section 4　頭部接線 — 11
Section 5　内耳正面 — 12
Section 6　聴器シュラー法 — 13
Section 7　聴器ステンバース法 — 14
Section 8　副鼻腔ウォーターズ氏法 — 15
Section 9　副鼻腔コールドウェル氏法 — 16
Section 10　副鼻腔側面 — 17
Section 11　顔面正位 — 18
Section 12　顔面側面 — 19
Section 13　鼻骨ウォーターズ氏法 — 20
Section 14　鼻骨側面 — 21
Section 15　頬骨ウォーターズ氏法 — 22
Section 16　頭部シャントバルブ圧確認 — 23
Section 17　アデノイド — 24
Section 18　下顎正面 — 25
Section 19　下顎斜位 — 26
Section 20　喉頭正面 — 27
Section 21　喉頭側面 — 28

第III章　撮影技術　脊椎 — 29

- Section 1　全脊椎正面（荷重位） — 30
- Section 2　全脊椎側面（荷重位） — 31
- Section 3　全脊椎正面（臥位） — 32
- Section 4　全脊椎側面（臥位） — 33
- Section 5　頸椎正面 — 34
- Section 6　頸椎側面 — 35
- Section 7　頸椎斜位 — 36
- Section 8　頸椎前屈位 — 37
- Section 9　頸椎後屈位 — 38
- Section 10　頸椎開口位 — 39
- Section 11　胸椎正面 — 40
- Section 12　胸椎側面 — 41
- Section 13　腰椎正面 — 42
- Section 14　腰椎側面 — 43
- Section 15　腰椎斜位 — 44
- Section 16　腰椎前屈位 — 45
- Section 17　腰椎後屈位 — 46
- Section 18　仙椎正面 — 47
- Section 19　仙椎側面 — 48
- Section 20　尾骨正面 — 49
- Section 21　尾骨側面 — 50
- Section 22　骨盤正面（腸骨軸位） — 51
- Section 23　骨盤側面 — 52
- Section 24　骨盤斜位（腸骨正面） — 53
- Section 25　骨盤インレット・アウトレット — 54
- Section 26　骨盤計測 Guthmann 法 — 55
- Section 27　骨盤計測 Martius 法 — 56
- Section 28　Colcher-Sussman 法 — 57

第IV章　撮影技術　胸郭 — 58

- Section 1　肋骨正面 — 59
- Section 2　肋骨斜位 — 60
- Section 3　肋骨接線 — 61
- Section 4　胸骨正面 — 62
- Section 5　胸骨側面 — 63
- Section 6　肩甲骨正面 — 64
- Section 7　肩甲骨スカプラ Y 法 — 65

Section 8　鎖骨正面 —————————— 66
Section 9　鎖骨軸位 —————————— 67
Section 10　肩鎖関節正面 —————————— 68
Section 11　肩鎖関節下方20° —————————— 69
Section 12　胸鎖関節正面 —————————— 70
Section 13　胸鎖関節斜位 —————————— 71

第Ⅴ章　撮影技術　胸腹部 ————————— 73

Section 1　胸部立位正面 —————————— 74
Section 2　胸部立位側面 —————————— 75
Section 3　胸部臥位正面 —————————— 76
Section 4　胸部側臥位正面（デクビタス）—————— 77
Section 5　胸部クロステーブル側面 ——————— 78
Section 6　気道異物評価の撮影 —————————— 79
Section 7　腹部立位正面 —————————— 80
Section 8　腹部臥位正面 —————————— 81
Section 9　腹部側臥位正面（デクビタス）—————— 82
Section 10　腹部クロステーブル側面 ——————— 83
Section 11　異物誤飲時撮影 —————————— 84
Section 12　KUB —————————— 85

第Ⅵ章　撮影技術　上肢 ————————— 87

Section 1　肩関節正面（立位）—————————— 88
Section 2　肩関節正面（臥位）—————————— 89
Section 3　肩関節軸位 —————————— 90
Section 4　肩関節スカプラY法（立位）—————— 91
Section 5　肩関節スカプラY法（臥位）—————— 92
Section 6　肩関節下垂位正面 —————————— 93
Section 7　肩関節最大拳上位 —————————— 94
Section 8　上腕骨正面 —————————— 95
Section 9　上腕骨側面 —————————— 96
Section 10　上肢全長正面 —————————— 97
Section 11　上肢全長側面 —————————— 98
Section 12　肘関節正面 —————————— 99
Section 13　肘関節側面 ——————————100
Section 14　肘関節内旋位 ——————————101
Section 15　肘関節外旋位 ——————————102
Section 16　前腕骨正面 ——————————103

Section 17	前腕骨側面	104
Section 18	手関節正面	105
Section 19	手関節側面	106
Section 20	手部正面	107
Section 21	手部斜位	108
Section 22	手部側面	109
Section 23	第1・2指間最大開大位	110
Section 24	指骨正面	111
Section 25	指骨側面	112

第VII章　撮影技術　下肢 — 113

Section 1	足部正面	114
Section 2	足部斜位	115
Section 3	足部側面	116
Section 4	足部荷重位正面	117
Section 5	足部荷重位側面	118
Section 6	足部矯正位背底正面	119
Section 7	足部矯正位背底側面	120
Section 8	足部最大背屈位側面	121
Section 9	足部最大底屈位側面	122
Section 10	Coleman 法	123
Section 11	股関節正面	124
Section 12	股関節外転位	125
Section 13	股関節開排位（RB 装着時）	126
Section 14	股関節ラウエンシュタイン法（成育 Ver.）	127
Section 15	股関節屈曲 90°　外転 45°	128
Section 16	股関節立位正面	129
Section 17	股関節 FP（false profile）法	130
Section 18	股関節軸位	131
Section 19	大腿骨正面	132
Section 20	大腿骨側面	133
Section 21	下腿骨正面	134
Section 22	下腿骨側面	135
Section 23	膝関節正面	136
Section 24	膝関節側面	137
Section 25	膝蓋骨正面	138
Section 26	膝蓋骨側面	139
Section 27	膝蓋骨　30°　45°　60°　90° 屈曲	140
Section 28	膝関節顆間窩	141
Section 29	足関節正面	142

Section 30	足関節側面	143
Section 31	足関節斜位（内旋）	144
Section 32	足関節斜位（外旋）	145
Section 33	踵骨側面	146
Section 34	踵骨軸位	147
Section 35	下肢全長荷重位正面	148
Section 36	下肢全長臥位正面	149
Section 37	下肢全長臥位側面	150

第VIII章　資　料 — 151

Section 1	全身骨撮影	152
Section 2	小児の骨の特徴	155
Section 3	小児の骨折の特徴	155
Section 4	骨端線損傷の分類	156
Section 5	骨折の画像上での変化	156
Section 6	小児期の正常変異	157
Section 7	頭部	158
Section 8	頭部：副鼻腔ーウォーターズ氏法	159
Section 9	頭部：副鼻腔ーコールドウェル氏法	160
Section 10	骨盤計測	161
Section 11	上肢：肘関節の画像所見	162
Section 12	上肢：小児肘関節像の年齢別変化（正面像）	163
Section 13	上肢：小児の骨年齢	163
Section 14	下肢：内反足の画像所見ー背底位	164
Section 15	下肢：内反足の画像所見ー背屈位	164
Section 16	下肢：股関節の画像所見	165
Section 17	紙オムツが画像に及ぼす影響	166

索引・168

本書の見方

撮影部位

使用する装置・体位

Section 1
頭部正面

適応
- 前頭骨，鶏冠，内耳道，前頭洞，篩骨洞，錐体骨稜，鞍背，縫合線，指圧痕[注1]の観察。
- 頭蓋骨早期癒合症，頭蓋骨延長術，脳腫瘍の術後。
  (注1) 指圧痕：頭蓋内圧亢進により，指で押したように骨が薄くなる状態。頭蓋骨早期癒合症で認める所見である。正常者でも，脳が急速に発育する小児期に認めることがある。

年齢区分別（下記表※）に撮影条件を表示。条件設定も体動によるモーションアーチファクトを防止するためタイマー優先で設定を行う。

年齢区分	電圧(kv)	電流(mA)	mAs	撮影距離(cm)	グリッド比
新生児期	80	200	3.2	120	8:1
乳児期	70	400	6.4	120	8:1
幼児期前期	72	400	6.4	120	8:1
幼児期後期	80	400	6.4	120	8:1
学童期	80	200	8.0	120	8:1
思春期	80	200	12.6	120	8:1

撮影方法

撮影方法をステップ化：小児撮影で必要な固定方法をわかりやすく解説

準備
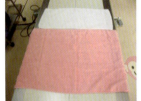
・タオル（大，小）

1
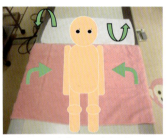
広げたタオル（大）の上に患者を寝かせ，上肢と体幹部をタオルで巻いて保持する。

2
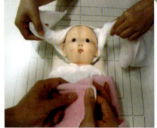
頭部を包むようにタオル（小）をねじって保持する。

Point! 顎を引くときは，スタイロフォーム®で下顎骨を抑えるとよい。

撮影手技のポイント

3
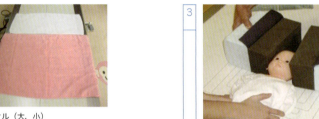
タオルでの保持が難しい場合はスタイロフォーム®にスポンジがついた固定具等で保持する。

CHECK POINT !

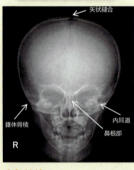

矢状縫合／錐体骨稜／内耳道／鼻根部／R

画像出力するときにクリアしておくべきチェックポイント

撮影範囲・中心X線
- 下顎骨から頭頂部を含む。
- 鼻根部に入射する。

画像
- 眼窩外縁から頭蓋骨外縁までの距離が等しい。
- 錐体骨稜が眼窩の上部に位置しており鶏冠が正中に描出されている。

表※

年齢区分		
1	新生児期	28日未満
2	乳児期	新生児期を含めた満1歳未満
3	幼児期前期	1〜3歳未満
4	幼児期後期	3〜6歳未満
5	学童期	6〜12歳未満
6	思春期	12〜18歳頃まで

総　　論

Section 1　はじめに
Section 2　検査前の準備
Section 3　撮影についての注意事項
Section 4　装置の工夫
Section 5　固定具の使用例

Section 1
はじめに

　国立成育医療研究センターは「健全な次世代を育成するための医療と研究の推進」を理念に掲げ，患者さんの立場に立った放射線診療業務と小児撮影における技術の向上の推進に努め業務を行っている。
　小児の撮影は，成人の撮影方法がそのまま通用するものではなく知識と工夫が必要となる。患者さんの状況・状態に合わせ，明るく楽しい環境づくりを行い，できるだけ短時間で検査を行うことも重要なスキルとなる。
　そこで必要な知識をスタッフ全員が共有することを目指しマニュアル作成を行った。

Section 2
検査前の準備

患者さんの入室前に，できる準備はしておく！！
…カセッテ，管球・撮影台の高さ・位置，補助具，フットスイッチ等

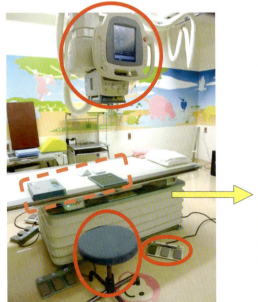
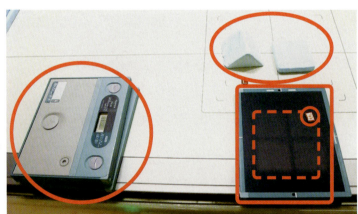

Section 3

撮影についての注意事項

1. 検査担当者が心がけること

    ①撮影前
    ・撮影室を明るくし，子どもが部屋に入りやすい雰囲気をつくる（写真1，2）。
    ・撮影室はエアコンで適正な室温を保つ。

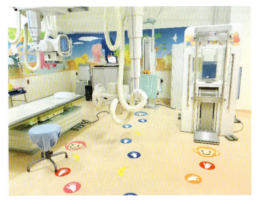
写真1

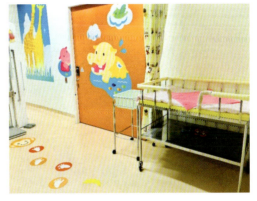
写真2

・検査担当者は必ず防護プロテクター，個人被ばく線量計を着用する（写真3）。
・新生児や乳幼児は，転落防止のため，必ずベットに寝かせた状態でお預かりする（写真4）。

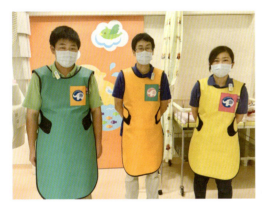
写真3

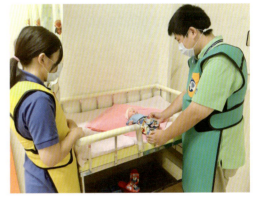
写真4

・安心感を与えるために，目線を子どもの高さに合わせる（写真5，6）。

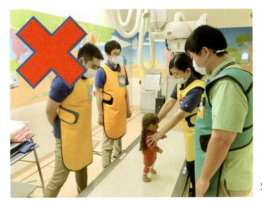
写真5

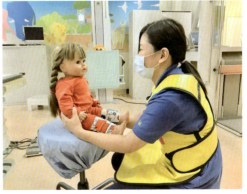
写真6

- 撮影室では，子どもから絶対に離れない（写真7，8）。
- 子どもと接する時は，語気を柔らかく，ゆっくりと丁寧に話す。
- 子どもにも検査の説明をする。
- 子どもへの指示は，短い言葉で具体的にする。

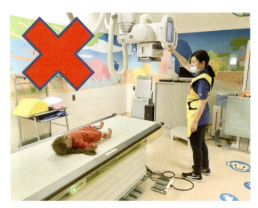
写真7

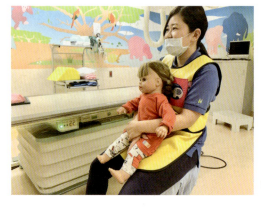
写真8

②撮影中
- ポジショニングは，動作前に声をかけ，無理に動かさない。
- 子どもの体は，弯曲しやすく，ねじれやすいので体位をしっかりと保持する。
- できる限り検査時間を短くして，子どもが飽きる前に検査を終了する。

③撮影後
- 検査終了後は，上手にできたことを誉める。

2．保護者への心遣い
- 検査部位や検査内容を事前に説明する。
- 他意のない言葉でも，不快感や誤解を招く恐れがあるので，言動には注意する。
- 保護者が安心するように，子供と接する（写真9，10）。

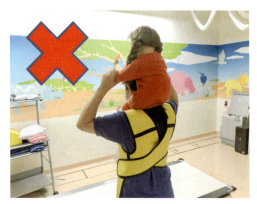
写真9

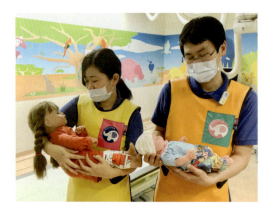
写真10

Section 4
装置の工夫

〈小児撮影台〉

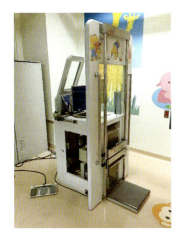
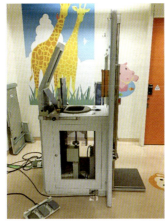

0〜2歳程度の立位胸部・腹部撮影を目的としたもので，立位保持の難しい患者（首がすわっていない新生児）を坐位にして撮影を行う（特注品）。

〈フットスイッチ〉

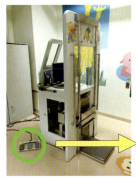
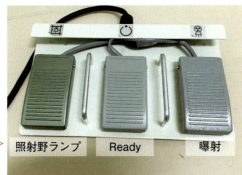

照射野ランプ　Ready　曝射

技師1人でも撮影ができるようにフットスイッチにも工夫があり「照射野ランプ，Ready，曝射」のスイッチが単体で構成されている。従来の踏込式ではないためReadyをかけた後，撮影のタイミングまで足を離すことができ，曝射の際も姿勢を崩すことなくスイッチを踏むことができる（特注品）。

〈性腺防護〉

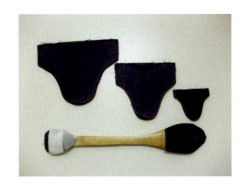

加工した鉛布の使用
・体格・性別に合わせ数種類のサイズを用意
・木ベラに貼り付けたものは，防護位置の微調整がしやすい。

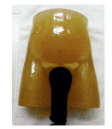
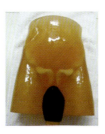

0〜3歳児　　3歳児以上

男性は精巣上に鉛ゴムを置く。

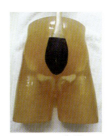
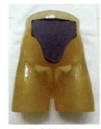

0〜3歳児　　3歳児以上

女性は卵巣上に鉛ゴムを置く（恥骨結合上縁が欠けない程度に置くとよい）。

Section 5
固定具の使用例

〈固定具〉

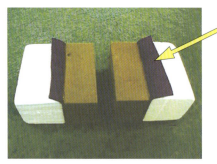

頭部，体幹部の固定用
患者の移動，頭部の固定，膝の屈曲を抑制するために使用

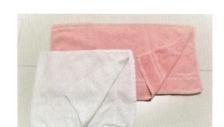

真ん中は鉛
手の防護，ハレーション防止

タオル
患者の移動，頭部の固定，膝の屈曲を抑制するために使用

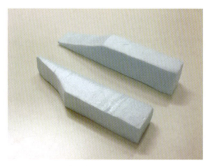

スタイロフォーム®
指や趾を分離するために使用

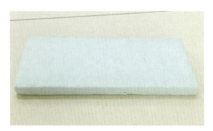

スタイロフォーム®
手部，足部，関節部の屈曲を抑制するために使用

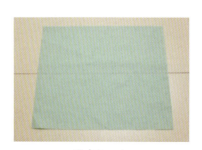

吸水シート
患者さんのお尻の下に敷く

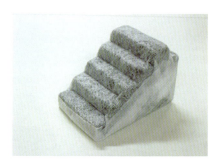

スポンジ
手部など斜位の固定用

〈固定具の使用例〉

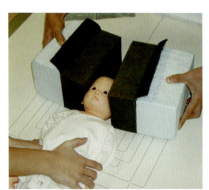

患者が痛みを感じず，写りにくい素材で固定をしている。スタイロフォーム®にスポンジをつけた固定具や楔型に加工したものなどを作成し，状況に合わせて使い分ける。

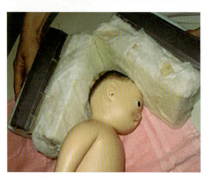
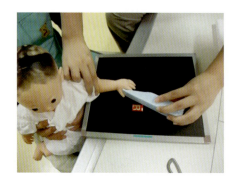
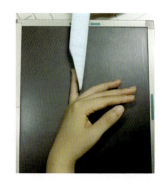

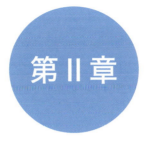

撮影技術　頭頸部

Section 1　頭部正面	Section 12　顔面側面
Section 2　頭部側面	Section 13　鼻骨ウォーターズ氏法
Section 3　頭部タウン法	Section 14　鼻骨側面
Section 4　頭部接線	Section 15　頬骨ウォーターズ氏法
Section 5　内耳正面	Section 16　頭部シャントバルブ圧確認
Section 6　聴器シュラー法	Section 17　アデノイド
Section 7　聴器ステンバース法	Section 18　下顎正面
Section 8　副鼻腔ウォーターズ氏法	Section 19　下顎斜位
Section 9　副鼻腔コールドウェル氏法	Section 20　喉頭正面
Section 10　副鼻腔側面	Section 21　喉頭側面
Section 11　顔面正位	

Section 1
頭部正面

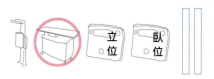

適応

- 前頭骨，鶏冠，内耳道，前頭洞，篩骨洞，錐体骨稜，鞍背，縫合線，指圧痕（注1）の観察。
- 頭蓋骨早期癒合症，頭蓋骨延長術，脳腫瘍の術後。
（注1）指圧痕：頭蓋内圧亢進により，指で押したように骨が薄くなる状態。頭蓋骨早期癒合症で認める所見である。正常者でも，脳が急速に発育する小児期に認めることがある。

年齢区分	電圧(kv)	電流(mA)	mAs	撮影距離(cm)	グリッド比
新生児期	80	200	3.2	120	8:1
乳児期	70	400	6.4	120	8:1
幼児期前期	72	400	6.4	120	8:1
幼児期後期	80	400	6.4	120	8:1
学童期	80	200	8.0	120	8:1
思春期	80	200	12.6	120	8:1

撮影方法

準備

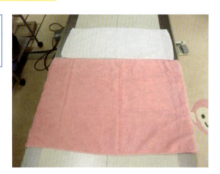

・タオル（大，小）

1

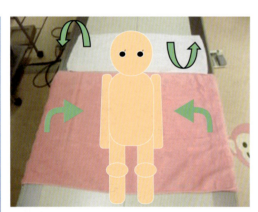

広げたタオル（大）の上に患者を寝かせ，上肢と体幹部をタオルで巻いて保持する。

2

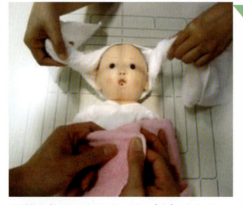

頭部を包むようにタオル（小）をねじって保持する。

Point! 顎を引くときは，スタイロフォーム®で下顎骨を抑えるとよい。

3

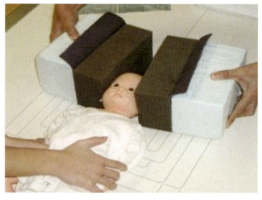

タオルでの保持が難しい場合はスタイロフォーム®にスポンジがついた固定具等で保持する。

CHECK POINT !

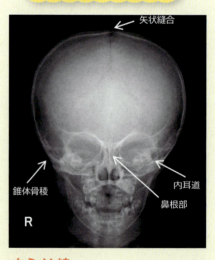

撮影範囲・中心X線
- 下顎骨から頭頂部を含む。
- 鼻根部に入射する。

画像
- 眼窩外縁から頭蓋骨外縁までの距離が等しい。
- 錐体骨稜が眼窩の上部に位置しており鶏冠が正中に描出されている。

Section 2
頭部側面

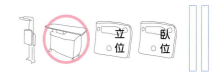

> [!適応]
> - 側頭部，前床突起，後床突起および蝶形骨洞，縫合線の癒合，指圧痕の観察。
> - トルコ鞍拡大の有無（頭蓋咽頭腫等で拡大する）。
> - 鞍上部，松果体部の石灰化の有無。
> - 頭蓋骨早期癒合症，頭蓋骨延長術，脳腫瘍の術後。

年齢区分	電圧(kv)	電流(mA)	mAs	撮影距離(cm)	グリッド比
新生児期	80	200	2.4	120	8：1
乳児期	68	400	4.8	120	8：1
幼児期前期	70	400	4.8	120	8：1
幼児期後期	80	400	4.0	120	8：1
学童期	80	200	6.4	120	8：1
思春期	80	200	12.6	120	8：1

撮影方法

準備

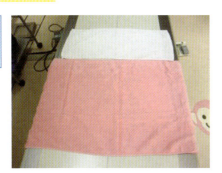

・タオル（大，小）

1

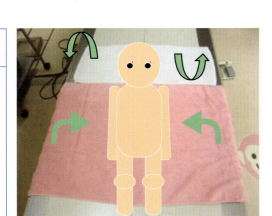

広げたタオル（大）の上に患者を寝かせ，上肢と体幹部をタオルで巻いて保持する。

2

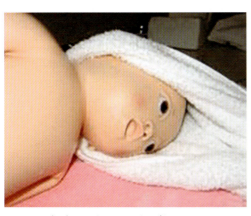

タオル（小）を使って頭部が側面になるように調整する。

3

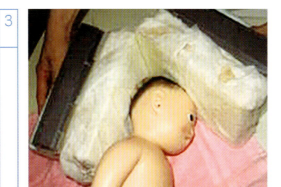

タオルでの保持が難しい場合はスタイロフォーム®にスポンジがついた固定具等で保持する。

チェックポイント CHECK POINT！

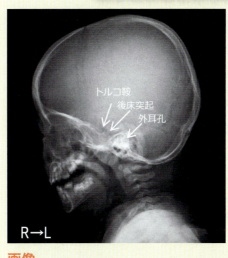

R→L

撮影範囲・中心X線
- 下顎骨から頭頂部を含む。
- トルコ鞍に入射する。

画像
- 左右下顎角，前床突起，後床突起，縫合線。
- 両側の外耳孔が重なっている。
- トルコ鞍，斜台が側面像として描出されている。
- 線状骨折と血管溝との鑑別は難しい。
- 血管溝は部位が特徴的で通常は両側性である。
- 骨折線は先細りや分岐がなく，血管溝より透亮性が高く鮮明である。

Section 3
頭部タウン法

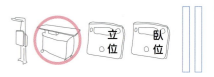

適応
- 後頭骨，大後頭孔周辺，錐体骨稜および鞍背，指圧痕の観察。
- 主に，頭部正面・側面と合わせて早期癒合症，後頭蓋窩の縫合線と骨折線の鑑別。

年齢区分	電圧(kv)	電流(mA)	mAs	撮影距離(cm)	グリッド比
新生児期	80	200	4.0	120	8:1
乳児期	75	400	6.4	120	8:1
幼児期前期	75	400	8.0	120	8:1
幼児期後期	85	400	8.0	120	8:1
学童期	85	200	10.0	120	8:1
思春期	85	200	16.0	120	8:1

撮影方法

準備

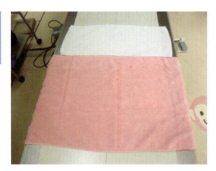

- タオル（大，小）
- 管球を頭尾 40°

1

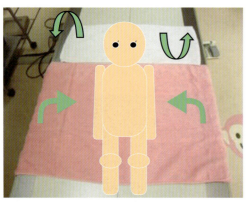

広げたタオル（大）の上に患者を寝かせ，上肢と体幹部をタオルで巻いて保持する。

2

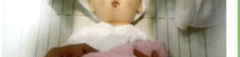

頭部を包むようにタオル（小）をねじって保持する。

Point! 顎を引くときは，スタイロフォーム®で下顎骨を抑えるとよい。

3

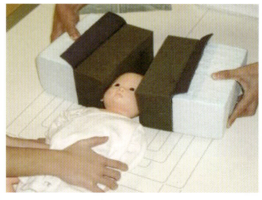

タオルでの保持が難しい場合はスタイロフォーム®にスポンジがついた固定具等で保持する。

CHECK POINT !

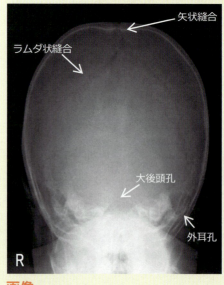

撮影範囲・中心X線
- 頭頂部から後頭骨を含む。
- 両外耳孔の中点に，頭尾方向 40° で入射する。

画像
- 後頭骨が広く描出されている。
- ラムダ縫合部が明瞭に描出されている。

Section 4
頭部接線

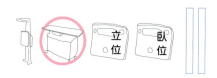

適応
- 頭部正面・側面やタウン法などの撮影でも診断できない骨の肥厚・破壊などといった頭蓋骨疾患による病変，皮下出血と頭蓋骨との境界の状態などの診断。

年齢区分	電圧(kv)	電流(mA)	mAs	撮影距離(cm)	グリッド比
新生児期	80	200	3.2	120	8：1
乳児期	80	200	4.0	120	8：1
幼児期前期	80	200	5.0	120	8：1
幼児期後期	80	200	6.4	120	8：1
学童期	80	200	8.0	120	8：1
思春期	80	200	10.0	120	8：1

撮影方法

準備

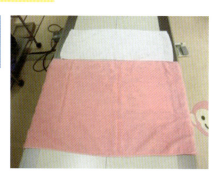

・タオル（大，小）

1

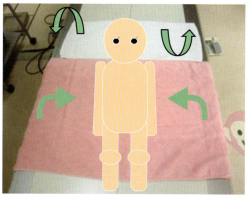

広げたタオル（大）の上に患者を寝かせ，上肢と体幹部をタオルで巻いて保持する。

2

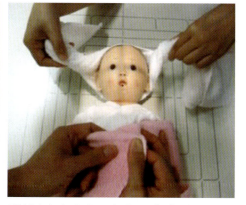

頭部を包むようにタオル（小）をねじって保持する。

3

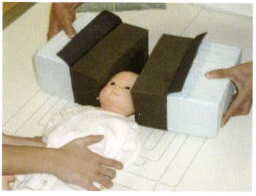

タオルでの保持が難しい場合はスタイロフォーム®にスポンジがついた固定具等で保持する。

CHECK POINT！

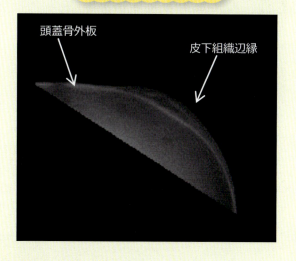

撮影範囲・中心X線
- 目的の病変部，周囲の頭蓋骨を含む。
- 目的の病変部に入射する。

画像
- 軟部組織と骨が明瞭に描出されている。
- 軟部組織の辺縁境界が明瞭に描出されている。

Section 5
内耳正面

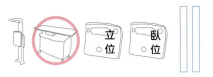

適応
- 両側内耳道の拡大や聴神経腫瘍の観察。
- 人工内耳術後の蝸牛に入る電極の位置確認。

年齢区分	電圧(kv)	電流(mA)	mAs	撮影距離(cm)	グリッド比
新生児期	80	200	3.2	120	8:1
乳児期	80	200	4.0	120	8:1
幼児期前期	80	200	5.0	120	8:1
幼児期後期	80	200	6.4	120	8:1
学童期	80	200	8.0	120	8:1
思春期	80	200	10.0	120	8:1

撮影方法

準備

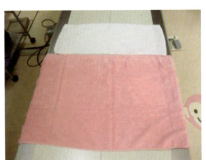

・タオル（大，小）

1

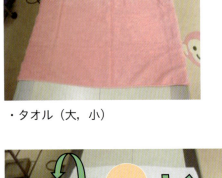

広げたタオル（大）の上に患者を寝かせ，上肢と体幹部をタオルで巻いて保持する。

2

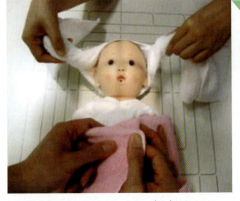

頭部を包むようにタオル（小）をねじって保持する。

Point! 顎を引くときは，スタイロフォーム®で下顎骨を抑えるとよい。

3

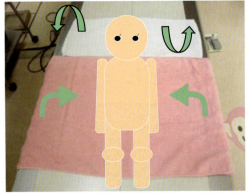

タオルでの保持が難しい場合はスタイロフォーム®にスポンジがついた固定具等で保持する。

CHECK POINT！

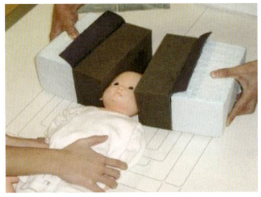

眼窩外縁／内耳道

撮影範囲・中心X線
- 眼窩内に両側内耳道を投影する。
- 両眼窩の中点に入射する。

画像
- 眼窩外縁から頭蓋骨外縁までの距離が等しい。
- 眼窩内に内耳道が投影されている。
- 撮影範囲が眼窩に絞られている。

Section 6
聴器シュラー法

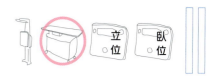

適応

- 乳突蜂巣の発育，含気の程度，S状静脈洞前壁の位置確認。
- 滲出性中耳炎，急性中耳炎，難聴。

年齢区分	電圧(kv)	電流(mA)	mAs	撮影距離(cm)	グリッド比
新生児期	85	200	4	120	8:1
乳児期	85	200	5	120	8:1
幼児期前期	85	200	6.4	120	8:1
幼児期後期	85	200	8	120	8:1
学童期	85	200	10	120	8:1
思春期	85	200	16	120	8:1

撮影方法

準備

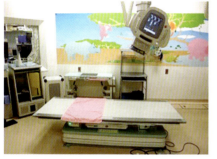

- タオル（大）
- 管球を頭尾 25°

1

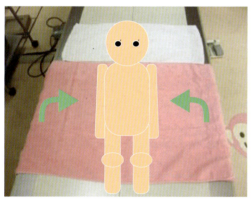

広げたタオル（大）の上に患者を寝かせ，上肢と体幹部をタオルで巻いて保持する。

2

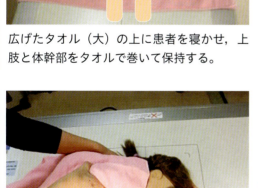

顎を引き，正中が平行になるように検側の耳をIP面につける。
検側の外耳孔を受像面中心に撮影する。

Point！
体全体で角度調節するとよい。

CHECK POINT！

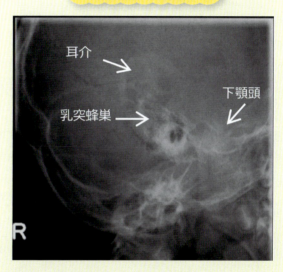

耳介／乳突蜂巣／下顎頭

撮影範囲・中心X線

- 検側の乳突蜂巣全体および乳様突起を含む。
- 側頭骨を描出する。
- 検側の乳突蜂巣に，頭尾方向25°で入射する。

画像

- 非検側乳突蜂巣が検側の直下に位置し，検側の乳突蜂巣と重複しない。
- 楕円の外耳道内部に鼓室，内耳道，耳小骨が描出されている。

Section 7
聴器ステンバース法

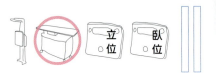

適応
- 内耳道の拡大や聴神経腫瘍の観察。

年齢区分	電圧(kv)	電流(mA)	mAs	撮影距離(cm)	グリッド比
新生児期	80	200	4.0	120	8:1
乳児期	80	200	5.0	120	8:1
幼児期前期	80	200	6.4	120	8:1
幼児期後期	80	200	8.0	120	8:1
学童期	80	200	10.0	120	8:1
思春期	80	200	16.0	120	8:1

撮影方法

準備
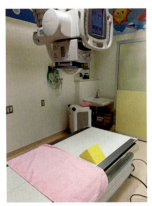
- タオル(大)
- 頭部支持用スポンジ

1.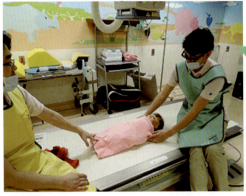
広げたタオル(大)の上に患者を寝かせ,上肢と体幹部をタオルで巻いて保持する。

Point! 安全性を考慮して逆ステンバース法(Arcelin法)にて撮影する。

2.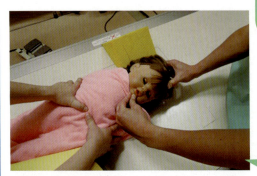
背臥位で頭側の人が,IP面に対し,OM線が垂直になるように顎を引く。
IP面に対し,正中を非検側に35〜45°傾ける。

Point! 顎と頭頂部を保持すると体位を保持しやすい。

CHECK POINT !

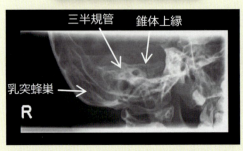
三半規管／錐体上縁／乳突蜂巣／R

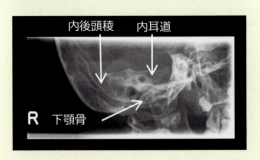
内後頭稜／内耳道／下顎骨／R

撮影範囲・中心X線
- 三半規管が中心で乳突蜂巣を含む。
- 検側外耳孔に入射する。

画像
- 錐体上縁や内後頭稜と三半規管が重ならず,耳小骨,三半規管,内耳道が正面像である。
- 内後頭隆起の前方は骨半規管,後方には乳突蜂巣が描出されている。
- 側頭骨鼓室部の正面として描出されている。

Section 8
副鼻腔ウォーターズ氏法

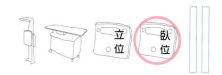

適応

- 上顎洞，前頭洞の成長に応じた発達状態の観察。
- 慢性副鼻腔炎，急性副鼻腔炎，睡眠時無呼吸症候群。

年齢区分	電圧(kv)	電流(mA)	mAs	撮影距離(cm)	グリッド比
新生児期	86	400	6.4	120	8:1
乳児期	76	400	8	120	8:1
幼児期前期	77	400	8	120	8:1
幼児期後期	77	400	8	120	8:1
学童期	77	200	10	120	8:1
思春期	77	200	12.6	120	8:1

撮影方法

準備

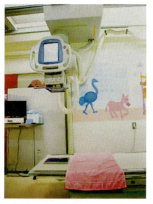

・タオル（大）

1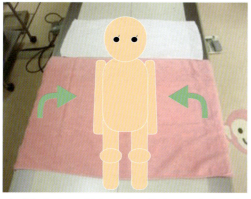

広げたタオル（大）の上に仰向けで患者を寝かせ，上肢と体幹部をタオルで巻いて保持する。

CHECK POINT！

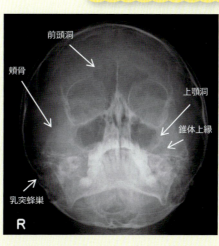

前頭洞／頬骨／上顎洞／錐体上縁／乳突蜂巣

撮影範囲・中心X線
- 前頭洞から上顎歯槽骨を含む。
- 頬骨および乳突蜂巣を含む。
- 前鼻棘部に向けて入射する。

画像
- 上顎洞に歯槽，錐体上縁が重ならない。
- 上顎洞，頬骨，眼窩など左右対称に描出されている。

Point！
乳突蜂巣に指が写り込まないように，頭の端を固定する。

2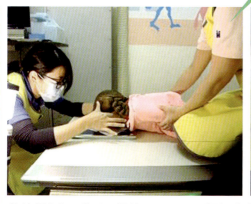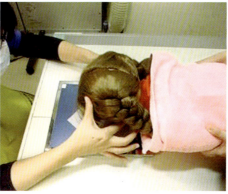

体幹部をうつ伏せに保持して，IPに顔を近づける。もう1人が頭側に立ち，角度を調整して撮影する。

Point！
角度の目安
- 1歳位：鼻が完全にIP面につく。
- 3歳位：鼻尖がIP面に触れる。
- 5歳位：鼻尖がIP面より1横指離す。
- 10歳位：ドイツ水平線がIPと45°の角度になる。

Section 9
副鼻腔コールドウェル氏法

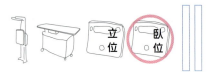

適応

- 前頭洞の成長に応じた発達状態の観察。
（通常は前頭洞の未発達な新生児，乳幼児は適応外である。）

年齢区分	電圧(kv)	電流(mA)	mAs	撮影距離(cm)	グリッド比
新生児期	80	200	4	120	8:1
乳児期	80	400	4.8	120	8:1
幼児期前期	80	400	6.4	120	8:1
幼児期後期	80	400	8	120	8:1
学童期	80	200	10	120	8:1
思春期	80	200	12.6	120	8:1

撮影方法

準備

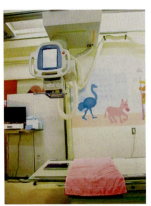

・タオル（大）

1

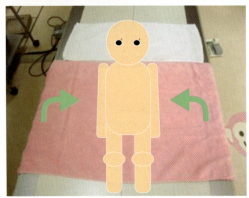

広げたタオル（大）の上に患者を寝かせ，上肢と体幹部をタオルで巻いて保持する。

CHECK POINT！

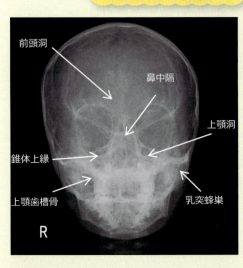

撮影範囲・中心X線
- 前頭洞から上顎歯槽骨まで含む。
- 頬骨および乳突蜂巣まで含む。
- 眼窩下縁を結ぶ中点に入射する。

画像
- 錐体上縁が上顎洞の上部に位置している。
- 上顎洞，頬骨，眼窩が左右対称に描出されている。

Point！
年齢によってX線の適正な入射角度は変わるので，X線管球を0°にして，頭の角度で調整する。

2

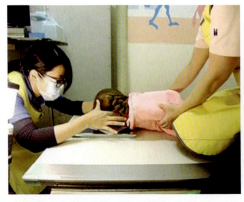
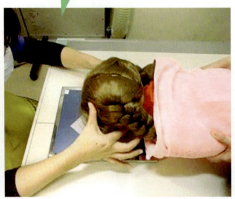

体幹部を保持して，IPに顔を近づける。もう1人が頭側に立ち，角度を調整して撮影する。

Point！
角度の目安
5歳位：鼻が完全にIP面につく
10歳位：鼻尖がIP面に触れる。

Section 10
副鼻腔側面

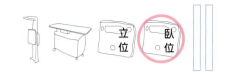

適応
・前頭洞の成長に応じた発達状態の観察。

年齢区分	電圧 (kv)	電流 (mA)	mAs	撮影距離 (cm)	グリッド比
新生児期	80	200	2.4	120	8:1
乳児期	80	200	3.2	120	8:1
幼児期前期	80	200	3.2	120	8:1
幼児期後期	80	200	4	120	8:1
学童期	80	200	6.4	120	8:1
思春期	80	200	8	120	8:1

撮影方法

準備
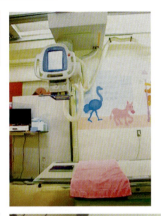
・タオル（大）

1
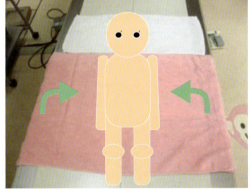
広げたタオル（大）の上に患者を寝かせ，上肢と体幹部をタオルで巻いて保持する。

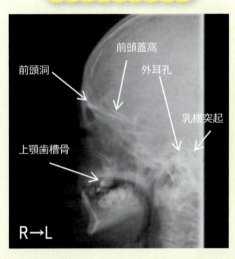

CHECK POINT !

撮影範囲・中心X線
・前頭洞から上顎歯槽骨まで含む。
・外耳孔，乳様突起まで含む。
・前額面と外耳孔の中点に入射する。

画像
・両側の上顎洞，外耳孔が重なっている。

2
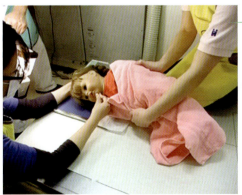
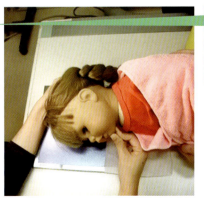
体幹部を保持して，IPに顔を近づける。もう1人は，頭部が側面になるように調整する。

Point !
頭部を側面にするときは，頭頂部と下顎部を保持するとよい。

Section 11
顔面正位

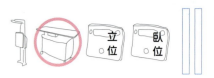

適応
- 前頭骨，前頭洞，篩骨洞，鼻骨，眼窩，内耳道，錐体骨稜の観察。
- 骨折，骨の肥厚，破壊などの顔面周囲疾患，縫合解離の有無。

年齢区分	電圧(kv)	電流(mA)	mAs	撮影距離(cm)	グリッド比
新生児期	80	400	3.2	120	8:1
乳児期	80	400	4	120	8:1
幼児期前期	80	400	4.8	120	8:1
幼児期後期	85	400	6.4	120	8:1
学童期	85	400	8	120	8:1
思春期	85	400	12.6	120	8:1

撮影方法

準備

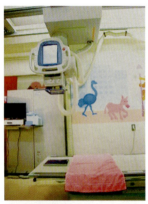

・タオル（大，小）

1

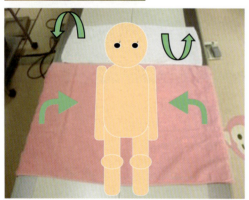

広げたタオル（大）の上に患者を寝かせ，上肢と体幹部をタオルで巻いて保持する。

2

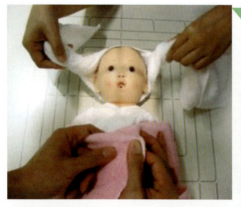

頭部を包むようにタオル（小）をねじって保持する。

Point! 顎を引くときは，スタイロフォーム®で下顎骨を抑えるとよい。

3

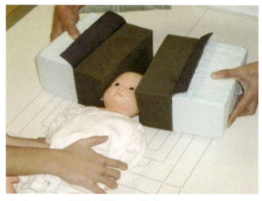

タオルでの保持が難しい場合はスタイロフォーム®にスポンジがついた固定具等で保持する。

CHECK POINT！

撮影範囲・中心X線
- 下顎骨から頭頂部を含む。
- 鼻根部に入射する。

下顎骨頭
下顎骨

画像
- 眼窩外縁から頭蓋骨外縁までの距離が等しい。
- 錐体骨稜が眼窩の上部に位置しており鶏冠が正中に描出されている。

Section 12
顔面側面

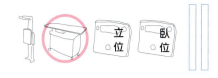

適応
- 前頭骨，前頭洞，篩骨洞，鼻骨，眼窩，内耳道，錐体骨稜および鞍背の観察。
- 骨折，骨の肥厚，破壊などの顔面周囲疾患。

年齢区分	電圧(kv)	電流(mA)	mAs	撮影距離(cm)	グリッド比
新生児期	80	200	3.2	120	8:1
乳児期	80	200	4	120	8:1
幼児期前期	80	200	5	120	8:1
幼児期後期	85	200	6.4	120	8:1
学童期	68	400	10	120	8:1
思春期	68	400	12.8	120	8:1

撮影方法

準備

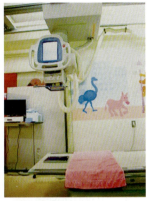

・タオル（大，小）

1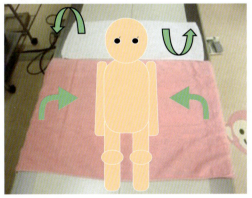

広げたタオル（大）の上に患者を寝かせ，上肢と体幹部をタオルで巻いて保持する。

CHECK POINT !

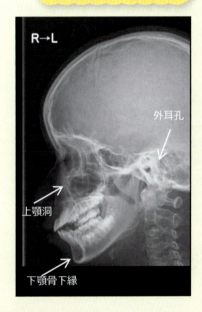

撮影範囲・中心X線
- 下顎骨下縁から前頭洞上縁を含む。
- 外耳孔，乳様突起まで含む。
- 前額面と外耳孔の中点に入射する。

画像
- 両上顎洞，外耳孔が重なっている。

2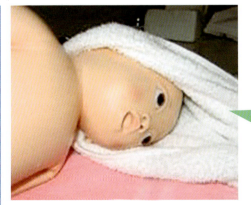

タオル（小）で頭を包み，側面になるように調整する。

Point！
タオルで頭を包み，タオルをねじって頭を保持する。

Section 13
鼻骨ウォーターズ氏法

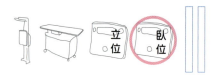

適応
- 鼻骨骨折の有無。
- 鼻中隔の不整や左右の偏位。

年齢区分	電圧 (kv)	電流 (mA)	mAs	撮影距離 (cm)	グリッド比
新生児期	80	400	6.4	120	8:1
乳児期	77	400	8	120	8:1
幼児期前期	77	400	8	120	8:1
幼児期後期	77	400	8	120	8:1
学童期	77	400	20	120	8:1
思春期	77	200	12.6	120	8:1

撮影方法

準備

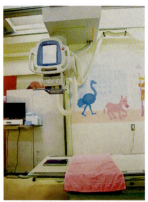

- タオル（大）

1

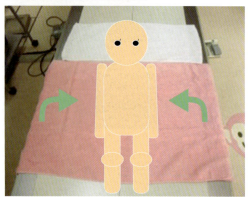

広げたタオル（大）の上に患者を寝かせ，上肢と体幹部をタオルで巻いて保持する。

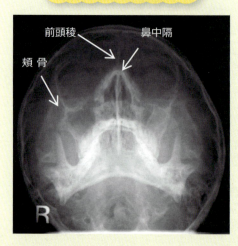

CHECK POINT !

撮影範囲・中心X線
- 前頭洞から上顎歯槽骨まで含む。
- 頬骨まで含む。
- 鼻根部に向けて入射する。

画像
- 前頭稜と鼻中隔が一致，鼻骨の接線像がアーチ状に描出されている。
- 上顎洞，頬骨，眼窩が左右対称に描出されている。

2

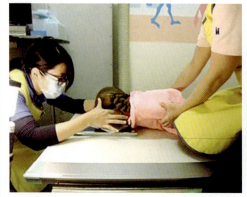 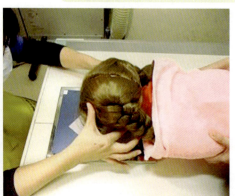

体幹部を保持して，IPに顔を近づける。もう1人が頭側に立ち，IPに対し鼻背部が垂直になるように撮影する。

Section 14
鼻骨側面

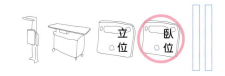

適応
- 鼻骨骨折の有無。
- 鼻骨の不整や段差，骨と軟部組織の位置関係。

年齢区分	電圧(kv)	電流(mA)	mAs	撮影距離(cm)	グリッド比
新生児期	50	100	1.2	100	−
乳児期	50	100	1.6	100	−
幼児期前期	50	100	2	100	−
幼児期後期	50	100	2	100	−
学童期	50	100	2.5	100	−
思春期	55	100	3.2	100	−

撮影方法

準備

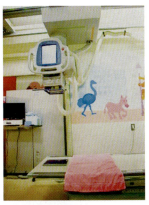

・タオル（大）

1.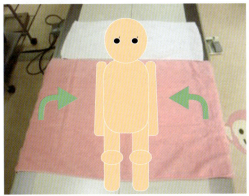
広げたタオル（大）の上に患者を寝かせ，上肢と体幹部をタオルで巻いて保持する。

2.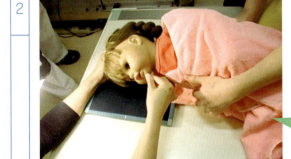
体幹部を保持して，IPに顔を近づける。もう1人は，頭部が側面になるように調整する。

CHECK POINT !

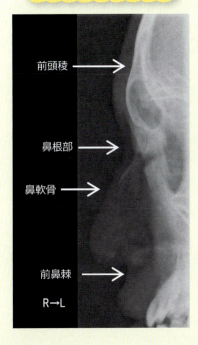

前頭稜 →
鼻根部 →
鼻軟骨 →
前鼻棘 →
R→L

撮影範囲・中心X線
- 鼻根部から前鼻棘，上顎骨前面を含む。
- 鼻根部に入射する。

画像
- 鼻骨，前鼻棘，鼻軟骨，上顎骨前縁が描出されている。

Point !
頭部を側面にするときは，頭頂部と下顎部を保持するとよい。

Section 15
頬骨ウォーターズ氏法

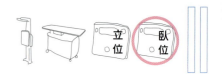

適応
- 頬骨骨折の有無。
- 頬骨のアーチ形状の不整や左右の偏位。

年齢区分	電圧(kv)	電流(mA)	mAs	撮影距離(cm)	グリッド比
新生児期	80	200	8	120	8:1
乳児期	80	200	10	120	8:1
幼児期前期	80	200	12.6	120	8:1
幼児期後期	85	200	12.6	120	8:1
学童期	85	200	16	120	8:1
思春期	85	200	26	120	8:1

撮影方法

準備

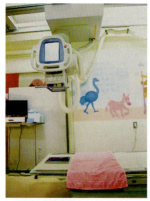

・タオル（大）

1

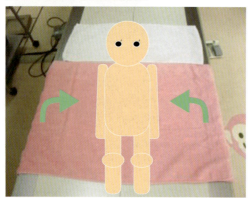

広げたタオル（大）の上に患者を寝かせ，上肢と体幹部をタオルで巻いて保持する。

CHECK POINT！

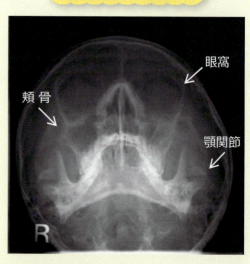

撮影範囲・中心X線
- 眼窩から顎関節を含む。
- 頬骨を含む。
- 頬部に向けて入射する。

画像
- 頬骨の接線像がアーチ状に描出されている。
- 上顎洞，頬骨，眼窩が左右対称に描出されている。

2

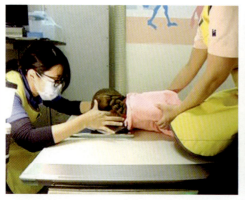 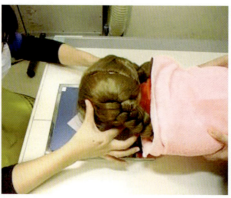

体幹部を保持して，IPに顔を近づける。もう1人が頭側に立ち，角度を調整して撮影する。

Point！
角度の目安
- 1歳位：鼻尖がIP面に触れる。
- 3歳位：鼻尖がIP面より1横指離す。
- 5歳位：ドイツ水平線がIPと45°の角度になる。
- 10歳位：鼻背部がIPに対して垂直になる。

Section 16
頭部シャントバルブ圧確認

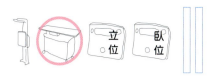

年齢区分	電圧(kv)	電流(mA)	mAs	撮影距離(cm)	グリッド比
新生児期	80	200	2.4	120	8:1
乳児期	68	400	4.8	120	8:1
幼児期前期	70	400	4.8	120	8:1
幼児期後期	80	400	4	120	8:1
学童期	80	200	6.4	120	8:1
思春期	80	200	8	120	8:1

適応

- シャントバルブ圧の確認。
  (CODMAN HAKIM 圧可変式バルブ シャントシステム®)

撮影方法

準備

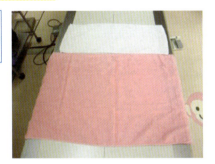

・タオル（大）

1
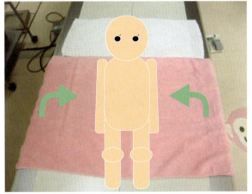

広げたタオル（大）の上に患者を寝かせ，上肢と体幹部をタオルで巻いて保持する。

2
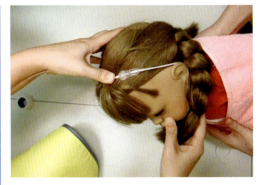

シャントバルブの位置を触って確認し，IPに対し平行にする。シャントバルブを中心に照射野を絞り撮影する。

CHECK POINT！

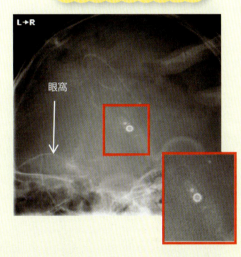

撮影範囲・中心X線
- バルブの位置がわかる。
- バルブに入射する。

画像
- バルブが正面に描出されている。

Point！
水頭症に対する手術で最も多く行われているのは，脳室-腹腔シャント（V-Pシャント）である。髄液の流量を調整するバルブは髄液の脳室への逆流防止作用も兼ねており，頭皮下に埋められている。磁石により体外からバルブの設定を変えることができる。

Section 17
アデノイド

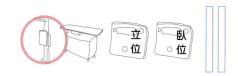

適応

- アデノイド増殖症, 睡眠時無呼吸症候群, 上気道閉鎖症, 鼻咽腔閉鎖不全。
- セファロ撮影が難しい場合。

年齢区分	電圧(kv)	電流(mA)	mAs	撮影距離(cm)	グリッド比
新生児期	100	320	2.56	150	10:1
乳児期	100	320	2.56	150	10:1
幼児期前期	100	320	3.2	150	10:1
幼児期後期	100	320	3.2	150	10:1
学童期	105	320	3.84	150	10:1
思春期	110	320	5.12	150	10:1

撮影方法

準備

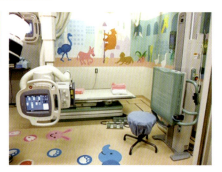

- 椅子

1

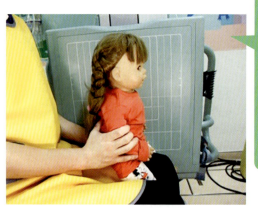

大腿部の上に, 患者を後ろ向きに抱え, しっかりと保持する。

Point! 顎を上げると, 気道が広がり軟口蓋とアデノイドの分離しやすくなる。

2

もう1人が患者の正面に立ち, 頭部を保持する。口を閉じ, 鼻から息を吸い込んだ時に撮影する。

Point! 検査前の説明と練習が大切!!

CHECK POINT !

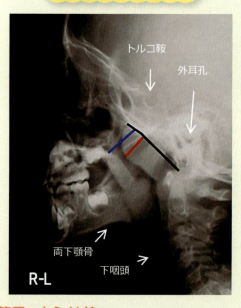

撮影範囲・中心 X 線
- 頭蓋底から下咽頭を含む。
- 外耳孔より 1～3 cm 前方に入射する。

画像
- 鼻吸気時に撮影されている (口からの吸気が極力ないように)。
- 両下顎・外耳孔が重なりトルコ鞍が側面として描出されている。

※アデノイドの計測[1]
 N (青線):鼻咽頭腔の前後径の深さ
 A (赤線):アデノイドの厚さ
 A／N:AN ratio

1) Fujioka M, Young LW, Girdany BR. Radiographic Evaluation of adenoidal size in childlen. Adenoidal-Nasopharyngeal ratio AJR. 133: 401-404; 1979.

Section 18
下顎骨正面

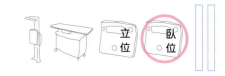

適応
- 小顎症,外傷,下顎骨延長術後。

年齢区分	電圧(kv)	電流(mA)	mAs	撮影距離(cm)	グリッド比
新生児期	80	200	3.2	120	8:1
乳児期	80	200	4	120	8:1
幼児期前期	80	200	5	120	8:1
幼児期後期	85	200	6.4	120	8:1
学童期	85	200	8	120	8:1
思春期	85	200	12.6	120	8:1

撮影方法

準備

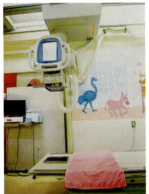

・タオル(大)

Point!
下顎骨は両側より発生し,生下時には正中部分は軟骨で結合する。約2歳で完全に骨化する。

CHECK POINT!

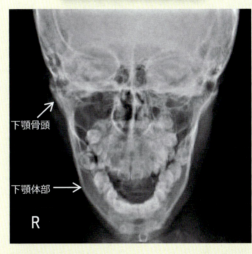

下顎骨頭 →
下顎体部 →
R

撮影範囲・中心X線
- 下顎骨体部,下顎骨頭を含む。
- 両顎関節の中点に入射する。

画像
- 下顎骨体部は広く,下顎骨頭まで明瞭に描出されている。

1
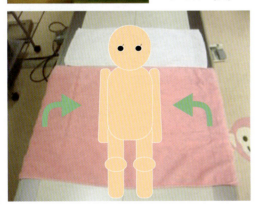

広げたタオル(大)の上に患者を寝かせ,上肢と体幹部をタオルで巻いて保持する。

2
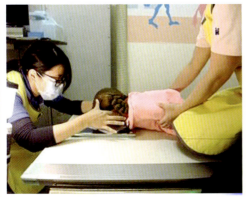 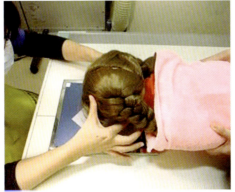

体幹部を保持して,IPに顔を近づける。もう1人が頭側に立ち,角度を調整して撮影する。

Section 19
下顎斜位

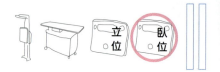

適応
- 下顎骨，歯牙や歯根部の形状。
- 骨折，歯科手術後。

年齢区分	電圧(kv)	電流(mA)	mAs	撮影距離(cm)	グリッド比
新生児期	50	100	1.6	100	—
乳児期	50	100	2	100	—
幼児期前期	50	100	2.5	100	—
幼児期後期	55	100	3.2	100	—
学童期	55	100	4	100	—
思春期	55	100	6.3	100	—

撮影方法

準備

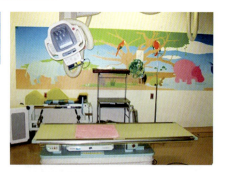

- タオル（大）
- 管球を尾頭 20°

1

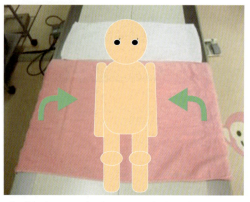

広げたタオル（大）の上に患者を寝かせ，上肢と体幹部をタオルで巻いて保持する。

2

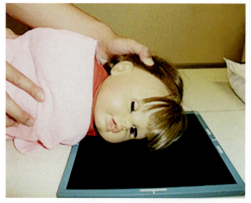

体幹部を保持して，IPに顔を近づける。もう1人が検側下顎骨をIPに密着させる。

CHECK POINT !

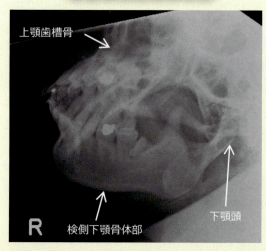

撮影範囲・中心X線
- 上顎歯槽骨から下顎骨を含む。
- 下顎頭を含む。
- 検側下顎骨体部に，尾頭方向20°で入射する。

画像
- 検側下顎骨が他の骨と分離して，広く描出されている。

Section 20
喉頭正面

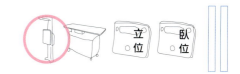

適応
- 上咽頭〜気管分岐部までの気管内外からの狭窄，気道の変位，炎症や腫瘍による病変の有無。
- 声門下狭窄症，上気道閉鎖症。

年齢区分	電圧(kv)	電流(mA)	mAs	撮影距離(cm)	グリッド比
新生児期	95	200	1	150	10:1
乳児期	100	200	1	150	10:1
幼児期前期	105	200	1.2	150	10:1
幼児期後期	105	200	1.2	150	10:1
学童期	105	200	1.2	150	10:1
思春期	110	200	1.2	150	10:1

撮影方法

準備

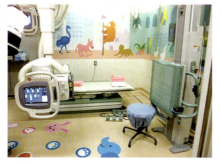

・椅子

1

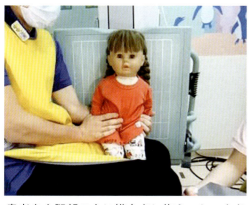

患者を大腿部の上に横向きに抱え，しっかりと保持する。

2

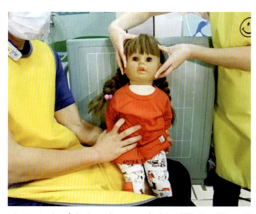

もう1人が患者の側面に立ち，両手で顎を挙上させ，頭部に重ならないようにする。吸気時に撮影する。

CHECK POINT！

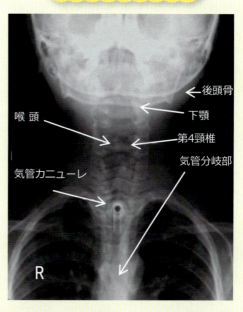

後頭骨／下顎／第4頸椎／気管分岐部／喉頭／気管カニューレ

撮影範囲・中心X線
- 眼窩下縁から気管分岐部を含む。
- 第4頸椎に入射する。

画像
- 吸気時に撮影されている。
- 下顎が喉頭に重ならない。
- 椎体が左右対称に描出されている。

Section 21
喉頭側面

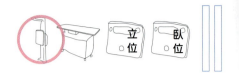

適応
- 声門下の狭窄の程度，炎症や腫瘍による病変の有無。
- 主に，声門下狭窄症，上気道閉鎖症。
- 気管カニューレやエアウェイの位置確認。

年齢区分	電圧(kv)	電流(mA)	mAs	撮影距離(cm)	グリッド比
新生児期	95	200	1	150	10：1
乳児期	100	200	1	150	10：1
幼児期前期	105	200	1.2	150	10：1
幼児期後期	105	200	1.2	150	10：1
学童期	105	200	1.2	150	10：1
思春期	110	200	1.2	150	10：1

撮影方法

準備
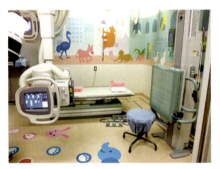
・椅子

1
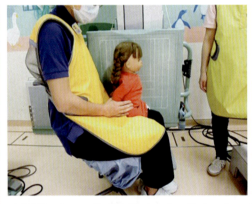
大腿部の上に，患者を後ろ向きに抱え，しっかりと保持する。胸を張って上肢を後ろで保持する。

2
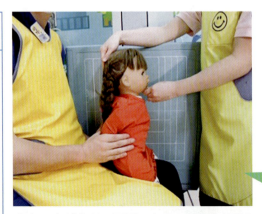
もう1人が患者の正面に立ち，頭部を保持し，下顎をやや挙上させる。吸気時に撮影する。

CHECK POINT !
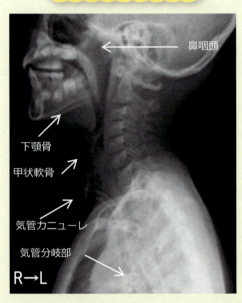

撮影範囲・中心X線
- 鼻咽頭から気管分岐部を含む。
- 甲状軟骨に入射する。

画像
- 吸気時に撮影されている。
- 気管支に肩が重なっていない。
- 左右の下顎が重なり，椎体が側面を向いている。
※前屈位で撮影すると，頸椎と喉頭後壁との間隔が増大して見える。
クロステーブル撮影では体幹に比べ頭部が大きく，前屈位になりやすいので注意する。

Point !
胸を張ると，気管分岐部まで描出されやすい。

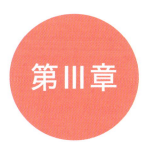

第Ⅲ章

撮影技術　脊椎

Section 1　全脊椎正面（荷重位）	Section 15　腰椎斜位
Section 2　全脊椎側面（荷重位）	Section 16　腰椎前屈位
Section 3　全脊椎正面（臥位）	Section 17　腰椎後屈位
Section 4　全脊椎側面（臥位）	Section 18　仙椎正面
Section 5　頸椎正面	Section 19　仙椎側面
Section 6　頸椎側面	Section 20　尾骨正面
Section 7　頸椎斜位	Section 21　尾骨側面
Section 8　頸椎前屈位	Section 22　骨盤正面（腸骨軸位）
Section 9　頸椎後屈位	Section 23　骨盤側面
Section 10　頸椎開口位	Section 24　骨盤斜位（腸骨正面）
Section 11　胸椎正面	Section 25　骨盤インレット・アウトレット
Section 12　胸椎側面	Section 26　骨盤計測 Guthmann 法
Section 13　腰椎正面	Section 27　骨盤計測 Martius 法
Section 14　腰椎側面	Section 28　Colcher-Sussman 法

Section 1
全脊椎正面（荷重位）

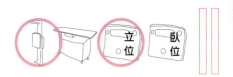

適応
- 骨系統疾患。
- 荷重時の脊柱側弯症，Cobb角の計測。
- 棘突起の弯曲，肩甲骨の左右の高さ，肋骨隆起と腰部の隆起，癒合椎などの観察。
- Risser signによる骨成熟度の評価。

年齢区分	電圧(kv)	電流(mA)	mAs	撮影距離(cm)	グリッド比
新生児期	60	320	2.0	200	−
乳児期	70	400	3.2	200	8：1
幼児期前期	70	400	4.0	200	8：1
幼児期後期	78	400	6.4	200	8：1
学童期	80	400	8.0	200	8：1
思春期	80	400	16.0	200	8：1

撮影方法

準備

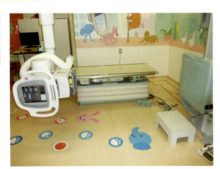

・足台，タオル（小）

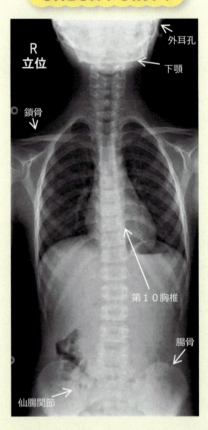

1

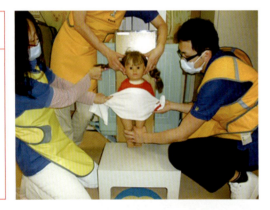

2

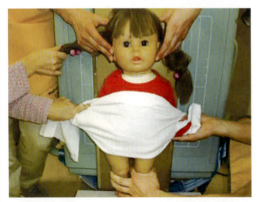

両膝を伸展させ，タオル（小）で保持する。
下顎と後頭隆起を水平，骨盤は正面にする。
上肢は下垂する。

撮影範囲・中心X線
- 外耳孔から仙腸関節を含む。
- 胸郭を含む。
- 第10胸椎に入射する。

画像
- 椎体に下顎が重ならない。
- 鎖骨，腸骨が左右対称に描出されている。
- 脊椎の成長度を判定するため仙腸関節まで含める。
- 二分脊椎症は腰仙部が多いため仙骨も含める。
- 側弯症の場合，胸郭の変形や異常を伴う場合があるため胸郭も含める。

Section 2
全脊椎側面(荷重位)

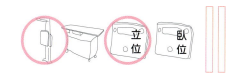

適応
- 骨系統疾患。
- 脊柱側弯症，椎柱前・後弯症（脊椎奇形），凹平背，亀背などの後弯角の計測。

年齢区分	電圧(kv)	電流(mA)	mAs	撮影距離(cm)	グリッド比
新生児期	65	400	3.2	200	—
乳児期	75	400	4.8	200	8:1
幼児期前期	75	400	6.4	200	8:1
幼児期後期	85	400	16.0	200	8:1
学童期	85	400	20.0	200	8:1
思春期	90	400	40.0	200	8:1

撮影方法

準備

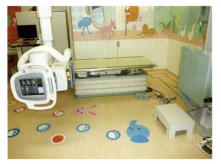

・足台

1

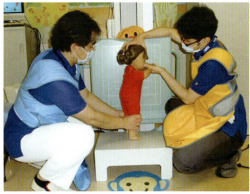

頭部は顎を少し前に出し，上肢は前方で保持する。両下肢は揃えて保持する。

2

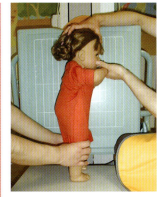

正中がIP面と平行になっていることを確認して撮影する。

CHECK POINT！

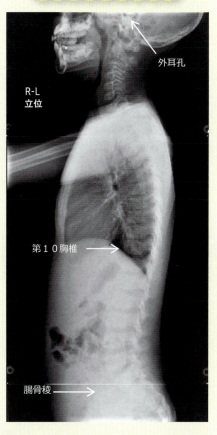

R-L 立位／外耳孔／第10胸椎／腸骨稜

撮影範囲・中心X線
- 胸郭を含む。
- 外耳孔から仙腸関節を含む。
- 第10胸椎に入射する。

画像
- 肘が肋骨に重ならない。
- 両外耳孔，腸骨稜が重なること。
- 側弯症の場合，胸郭の変形や異常を伴う場合があるため胸郭も含める。

Section 3
全脊椎正面（臥位）

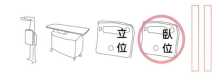

適応
- 骨系統疾患。
- 脊柱側弯症の計測。
- 棘突起の弯曲，肋骨隆起と腰部の隆起，癒合椎などの観察。
- Risser sign による骨成熟度の評価。

年齢区分	電圧 (kv)	電流 (mA)	mAs	撮影距離 (cm)	グリッド比
新生児期	60	320	2.0	200	―
乳児期	70	400	3.2	200	8：1
幼児期前期	70	400	4.0	200	8：1
幼児期後期	78	400	6.4	200	8：1
学童期	80	400	8.0	200	8：1
思春期	80	400	16.0	200	8：1

撮影方法

準備

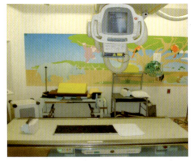

- 吸水シート（おしりの下に敷く）
- タオル（小）

1

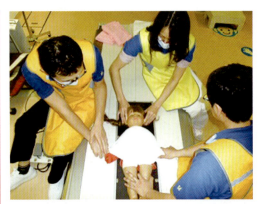

下顎と後頭隆起を水平にし，骨盤を正面にする。上肢は下垂させる。

2

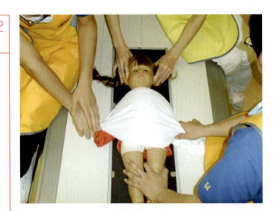

両下肢は伸展させ保持する。体動が激しい場合はタオル（小）で体幹部を左右から抑える。

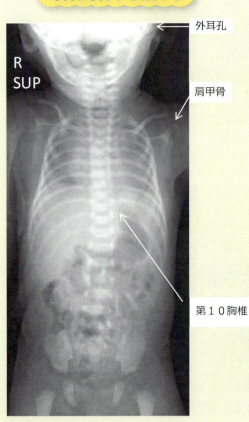

CHECK POINT！

外耳孔 / 肩甲骨 / 第10胸椎

撮影範囲・中心X線
- 外耳孔から仙腸関節を含む。
- 胸郭を含む。
- 第10胸椎に入射する。

画像
- 椎体に下顎が重ならない。
- 鎖骨，腸骨が左右対称に描出されている。
- 脊椎の成長度を判定のため仙腸関節まで含める。
- 二分脊椎症は腰仙部が多いため仙骨も含める。
- 側弯症の場合，胸郭骨の変形や異常を伴う場合があるため胸郭も含める。

Section 4
全脊椎側面（臥位）

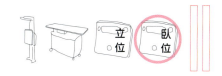

適応
- 骨系統疾患。
- 脊柱側弯症，椎柱前・後弯症（脊椎奇形），凹平背，亀背などの後弯角の計測。

年齢区分	電圧(kv)	電流(mA)	mAs	撮影距離(cm)	グリッド比
新生児期	65	400	3.2	200	−
乳児期	75	400	4.8	200	8:1
幼児期前期	75	400	6.4	200	8:1
幼児期後期	85	400	16.0	200	8:1
学童期	85	400	20.0	200	8:1
思春期	90	400	40.0	200	8:1

撮影方法

準備

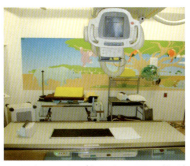

- 吸水シート（おしりの下に敷く）
- スタイロフォーム®
- タオル（小）

1

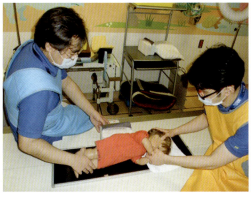

タオル（小）を枕にしてIP面と正中を平行にする。両手と頭頂部を保持する。

2

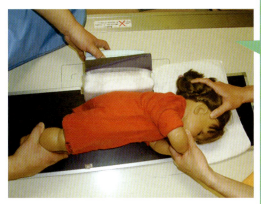

もう1人は下肢を保持しながら正中面がIP面と平行なことを確認して撮影する。

Point! 背部をスタイロフォーム®で押さえると，側面を保持しやすくなる。

CHECK POINT !

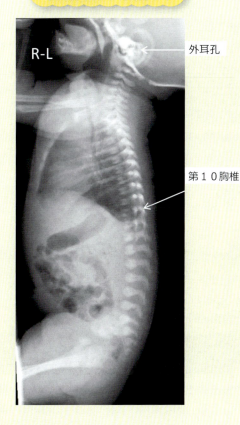

R-L／外耳孔／第10胸椎

撮影範囲・中心X線
- 外耳孔から腸骨稜を含む。
- 胸郭を含む。
- 第10胸椎に入射する。

画像
- 肘が肋骨に重ならない。
- 両外耳孔，腸骨陵，両大腿骨骨頭が重なる。
- 側弯症の場合，胸郭骨の変形や異常を伴う場合があるため胸郭も含める。

Section 5
頸椎正面

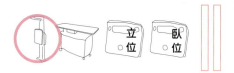

適応
- 椎体，ルシュカ関節，椎間腔，棘突起の観察。
- 骨折，脱臼，斜頸。
- 頸椎アライメント。

年齢区分	電圧(kv)	電流(mA)	mAs	撮影距離(cm)	グリッド比
新生児期	70	200	4.0	150	10：1
乳児期	70	400	4.8	150	10：1
幼児期前期	70	400	6.4	150	10：1
幼児期後期	70	400	8.0	150	10：1
学童期	73	400	10.0	150	10：1
思春期	75	200	12.6	150	10：1

撮影方法

準備

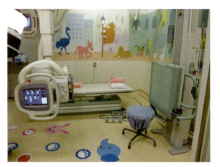

- 管球を 15° 尾頭方向
- 椅子

1

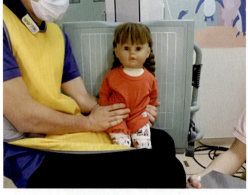

大腿部の上に患者を抱え，両上肢と骨盤部を同時に押さえる。両下肢は，大腿部に挟んで保持する。

2

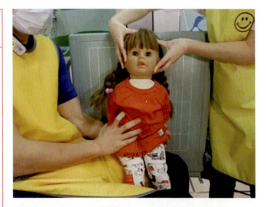

両手で下顎と後頭隆起を水平に保持する。

CHECK POINT！

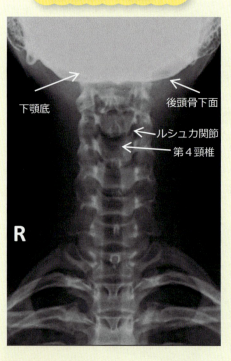

下顎底　後頭骨下面　ルシュカ関節　第4頸椎

撮影範囲・中心X線
- 第3頸椎から第7頸椎を含む。
- 第4頸椎に入射する（15° 尾頭方向）。

画像
- 後頭骨下面と下顎底のラインが一致している。
- 椎体，両鎖骨が左右対称である。
- 撮影範囲に眼窩を含めない。

Section 6
頸椎側面

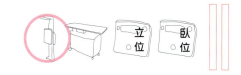

適応
- 頸椎アライメント，歯突起，椎体，椎間腔，椎弓，棘突起，椎間関節，脊椎間前後径。
- 骨折，脱臼，環軸椎亜脱臼，椎体奇形斜頸，延髄圧迫症，頸椎退行変形。
- 後咽頭腔。

年齢区分	電圧(kv)	電流(mA)	mAs	撮影距離(cm)	グリッド比
新生児期	70	200	4.0	150	10:1
乳児期	70	400	4.8	150	10:1
幼児期前期	70	400	6.4	150	10:1
幼児期後期	70	400	8.0	150	10:1
学童期	73	400	10.0	150	10:1
思春期	75	200	12.6	150	10:1

撮影方法

準備

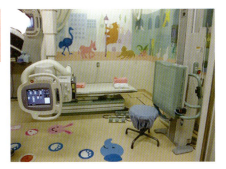

・椅子

1

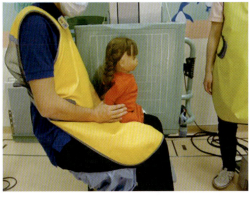

大腿部の上に，患者を後ろ向きに抱え，両上肢と骨盤部を同時に押さえる（両肩を下垂させる）。

2

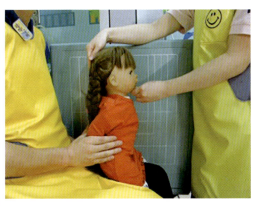

もう1人は下顎と後頭部を保持する。

CHECK POINT！

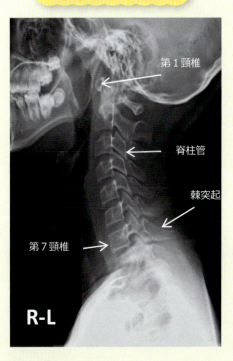

R-L

撮影範囲・中心X線
- 第1頸椎から第7頸椎を含む。
- 第4頸椎に入射する（垂直方向）。

画像
- 肩と下顎が頸椎に重ならない。
- 椎体が前後屈せず中間位である。
- 撮影範囲に眼窩を含めない。

Section 7
頸椎斜位

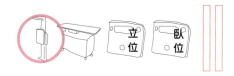

適応
- 椎体，ルシュカ関節，椎間孔の観察。
- 椎間孔の変性，脱臼。

年齢区分	電圧(kv)	電流(mA)	mAs	撮影距離(cm)	グリッド比
新生児期	70	200	4.0	150	10：1
乳児期	70	400	4.8	150	10：1
幼児期前期	70	400	6.4	150	10：1
幼児期後期	70	400	8.0	150	10：1
学童期	73	400	10.0	150	10：1
思春期	75	200	12.6	150	10：1

撮影方法

準備

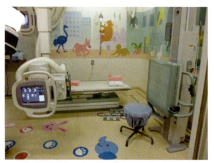

- 管球を15°尾頭方向
- 椅子

1

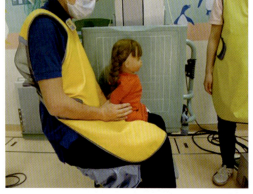

大腿部の上に，患者を後ろ向きに抱え，前額面をFPDに対し50°にする。両上肢と骨盤部を同時に押さえる（両肩が水平，下垂する）。

2

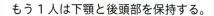

もう1人は下顎と後頭部を保持する。

CHECK POINT！

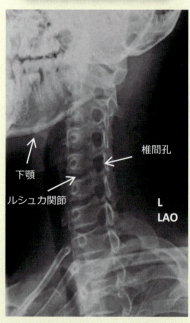

（下顎／ルシュカ関節／椎間孔／L LAO）

撮影範囲・中心X線
- 第1頸椎から第7頸椎を含む。
- 第4頸椎に入射する（15°尾頭方向）。

画像
- 肩と下顎が頸椎に重ならない。
- 回旋がなく，各椎間孔が同じ大きさである。
- 撮影範囲に眼窩を含めない。

Point！
頭を保持する人は，体幹部が曲がっていないか確認する。

Section 8
頸椎前屈位

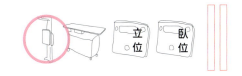

適応
- 棘突起，椎間腔，椎体アライメントの観察。
- 椎体の不安定性，環軸椎亜脱臼，中下位頸椎の前方すべり計測。

年齢区分	電圧(kv)	電流(mA)	mAs	撮影距離(cm)	グリッド比
新生児期	70	200	4.0	150	10:1
乳児期	70	400	4.8	150	10:1
幼児期前期	70	400	6.4	150	10:1
幼児期後期	70	400	8.0	150	10:1
学童期	73	400	10.0	150	10:1
思春期	75	200	12.6	150	10:1

撮影方法

準備

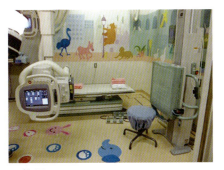

・椅子

1

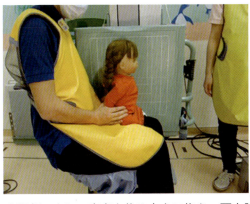

大腿部の上に，患者を後ろ向きに抱え，両上肢と骨盤部を同時に押さえる（両肩が水平，下垂する）。

2

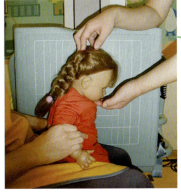

もう1人は下顎を頸部に引き付け前屈させる（体幹部も前屈にならないよう注意する）。

Point! 前側に立った人から見て，引いている顎が見えなくなる程度。

CHECK POINT！

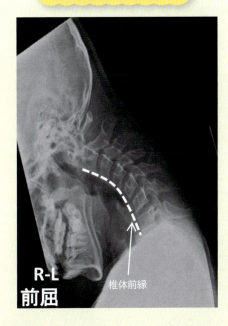

R-L 前屈　椎体前縁

撮影範囲・中心X線
- 第1頸椎から第7頸椎を含む。
- 第4頸椎に入射する。

画像
- 両下顎枝が一致している。
- 頸椎のみの屈曲位である。
- 肩はできるだけ下垂位。
- 撮影範囲に眼窩を含めない。

※前方すべり時では，椎体前縁を結ぶ線にズレを生じる。

アライメント4つのライン[1]
①椎体前縁　②椎体後縁　③脊柱管後面　④棘突起
※小児の環椎前弓と軸椎との間隔（ADI）の正常値：
　4～5mm以下

1) 日本救急撮影技師認定機構・監．救急撮影ガイドライン　救急撮影認定技師標準テキスト．へるす出版．P244, 2011.

第Ⅲ章　撮影技術　脊椎

Section 9
頸椎後屈位

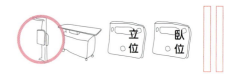

適応

- 棘突起，椎間腔，椎体アライメントの観察。
- 椎体の不安定性，環軸椎亜脱臼，中下位頸椎の前方すべり計測。脊柱側弯症の計測。

年齢区分	電圧(kv)	電流(mA)	mAs	撮影距離(cm)	グリッド比
新生児期	70	200	4.0	150	10：1
乳児期	70	400	4.8	150	10：1
幼児期前期	70	400	6.4	150	10：1
幼児期後期	70	400	8.0	150	10：1
学童期	73	400	10.0	150	10：1
思春期	75	200	12.6	150	10：1

撮影方法

準備

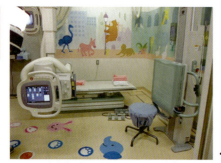

・椎子

1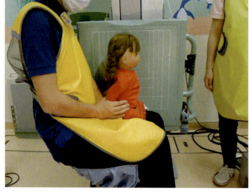

大腿部の上に，患者を後ろ向きに抱え，両上肢と骨盤部を同時に押さえる（両肩を下垂させる）。

2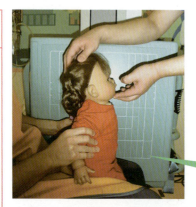

もう1人は下顎を上げ後屈させる。

CHECK POINT！

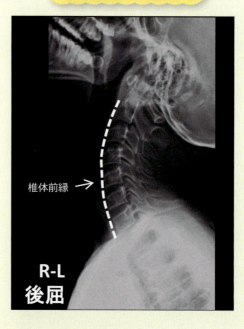

椎体前縁 →

R-L
後屈

撮影範囲・中心X線

- 第1頸椎から第7頸椎を含む。
- 第4頸椎に入射する。

画像

- 両下顎枝が一致している。
- 頸椎のみの屈曲位である。
- 肩はできるだけ下垂位。
- 撮影範囲に眼窩を含めない。

※後方すべり時では，椎体前縁を結ぶ線にズレを生じる。

Point！
疼痛，骨折，脱臼などがある場合は，無理をしない。

Section 10
頸椎開口位

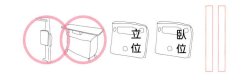

適応
・歯突起，環軸関節の観察。
・環軸椎回旋位固定，斜頸。

年齢区分	電圧(kv)	電流(mA)	mAs	撮影距離(cm)	グリッド比
新生児期	50	100	2.0	100	−
乳児期	70	400	8.0	120	8：1
幼児期前期	70	400	8.0	120	8：1
幼児期後期	70	400	8.0	150	10：1
学童期	73	400	10.0	150	10：1
思春期	74	200	10.0	150	10：1

撮影方法

準備

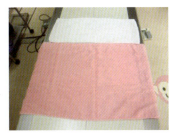

・スタイロフォーム®
・タオル（大）

1

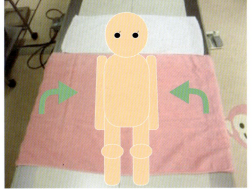

広げたタオル（大）の上に患者を寝かせ，上肢と体幹部をタオルで巻いて保持する。

2

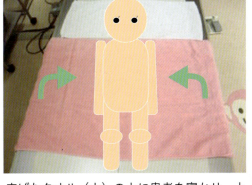

背臥位で頭部側の人が上顎切歯と後頭隆起が水平となるような角度に保持する。

Point!
上位頸椎損傷，歯突起骨折，環軸関節回旋位固定を疑う場合，安全性を考慮し背臥位にて撮影する。

3

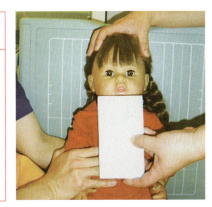

開口するようにスタイロフォーム®で下顎を広げる。

CHECK POINT !

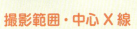

第1頸椎（環椎）／歯突起／第2頸椎（軸椎）

撮影範囲・中心X線
・第1・2頸椎，歯突起を含む。
・第2頸椎に入射する（垂直方向）。

画像
・前歯と後頭骨が重なり歯突起，環軸関節が広く描出されている。
・左右対称に描出されている。
・環椎の外側と歯突起間距離が測定できる。

Section 11
胸椎正面

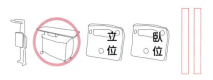

適応
- 椎体のアライメント，棘突起，椎弓根，椎間孔の観察。
- 胸郭異常，骨折，脱臼，腫瘍，癒合椎。

年齢区分	電圧(kv)	電流(mA)	mAs	撮影距離(cm)	グリッド比
新生児期	70	200	3.2	120	8:1
乳児期	70	400	4.8	120	8:1
幼児期前期	70	400	4.8	120	8:1
幼児期後期	70	200	6.4	120	8:1
学童期	70	200	10.0	120	8:1
思春期	70	200	16.0	120	8:1

撮影方法

準備

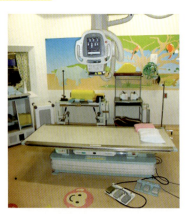

・タオル（小）

1

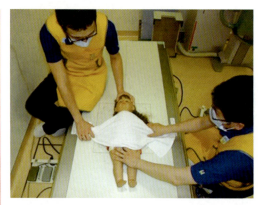

下顎を挙上させ，上肢は両肩が水平になるようにする。骨盤を正面にする。

2

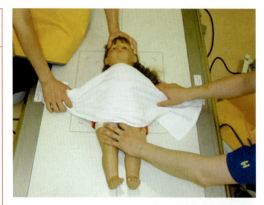

体動が激しい場合は，両上肢と体幹部を同時にタオル（小）で押さえる。下肢は伸展させ，押さえる。

CHECK POINT !

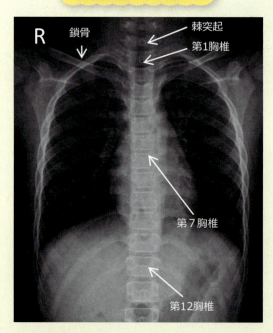

撮影範囲・中心X線
- 第1～12胸椎を含む。
- 第7胸椎（胸骨中央）に入射する。

画像
- 椎体に下顎が重ならない。
- 棘突起が椎体の中央に描出されている。
- 両鎖骨，両肋骨が左右対称である。
- 胸郭異常・骨折の診断のため，胸郭が含まれている。

Section 12
胸椎側面

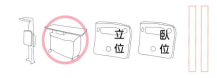

適応
- 椎体のアライメント，棘突起，椎弓根，椎間孔の観察。
- 胸郭異常，骨折，脱臼，腫瘍，癒合椎。

年齢区分	電圧(kv)	電流(mA)	mAs	撮影距離(cm)	グリッド比
新生児期	70	200	2.4	120	8:1
乳児期	72	400	4.0	120	8:1
幼児期前期	75	400	4.0	120	8:1
幼児期後期	75	400	4.8	120	8:1
学童期	75	200	8.0	120	8:1
思春期	75	200	12.6	120	8:1

撮影方法

準備

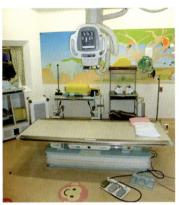

- タオル（小）
- スタイロフォーム®

1

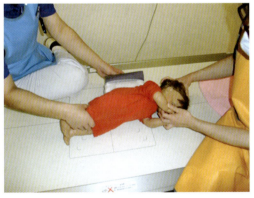

頭部にタオル（小）を敷き，下顎を上げる。両上肢は，前方で保持する（両肩が水平）。

2

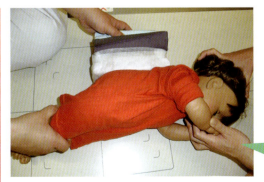

もう1人は，下肢を押さえ，背部〜骨盤部を側面で保持する。正中面がIP面に対して平行なのを確認して撮影する。

CHECK POINT！

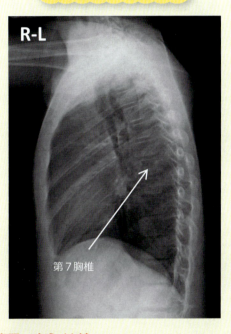

第7胸椎

撮影範囲・中心X線
- 第1〜12胸椎を含む。
- 第7胸椎に入射する。

画像
- 椎体が前後屈せず真側面になっている。
- 両上腕が椎体に重ならない。
- 両下肺野が重なる。
- 胸郭異常・骨折の診断のため，胸郭が含まれている。

Point！
スタイロフォーム®で背部〜骨盤部を押すと側面を保持しやすい。

Section 13
腰椎正面

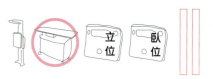

適応
- 椎体のアライメント，棘突起，椎弓根，椎間孔，椎体の数の観察。
- 横突起骨折，圧迫骨折，腰椎分離症，腰部脊柱管狭窄症。
- 二分脊椎。

年齢区分	電圧(kv)	電流(mA)	mAs	撮影距離(cm)	グリッド比
新生児期	70	200	3.2	120	8:1
乳児期	70	400	4.8	120	8:1
幼児期前期	70	400	6.4	120	8:1
幼児期後期	70	200	10.0	120	8:1
学童期	70	200	12.6	120	8:1
思春期	70	200	20.0	120	8:1

撮影方法

準備

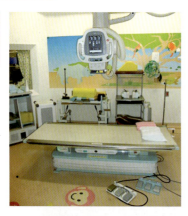

- タオル（小）
- オムツをしている患者は，吸水シートを敷く。

1

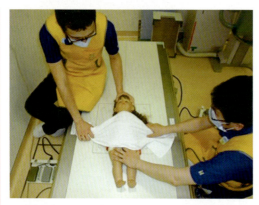

両肩は水平な状態で保持する。骨盤は正面に，下肢は伸展させ保持する。

2

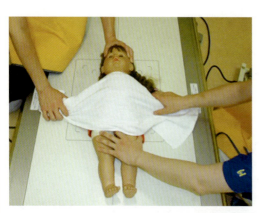

体動が激しい場合は，両上肢と体幹部を同時にタオル（小）で押さえる。

CHECK POINT！

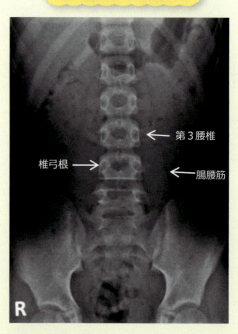

矢印：第3腰椎、椎弓根、腸腰筋

撮影範囲・中心X線
- 第1〜5腰椎を含む。
- 第3腰椎に入射する。

画像
- 棘突起が椎体の中央に投影。
- 肋骨，横突起，腸骨が左右対称。
- 撮影範囲に腸腰筋を含める（psoas line の確認）。
- 椎弓根間距離の計測（軟骨無形性症の脊柱管狭窄症の診断）。

Section 14
腰椎側面

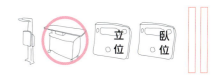

適応
- 椎体のアライメント，棘突起，椎間孔，椎体の数の観察。
- 横突起骨折，圧迫骨折，腰椎分離症，腰部脊柱管狭窄症。

年齢区分	電圧(kv)	電流(mA)	mAs	撮影距離(cm)	グリッド比
新生児期	70	400	4.8	120	8:1
乳児期	75	400	8.0	120	8:1
幼児期前期	75	400	12.8	120	8:1
幼児期後期	80	400	16.0	120	8:1
学童期	80	200	25.0	120	8:1
思春期	80	200	32.0	120	8:1

撮影方法

準備

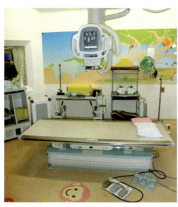

- タオル（小）
- スタイロフォーム®
- オムツをしている患者は，吸水シートを敷く。

1

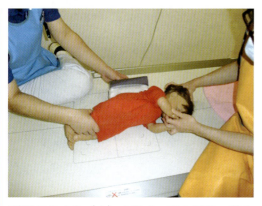

頭部にタオル（小）を敷く。両上肢は，前方で保持する（両肩が水平）。

2

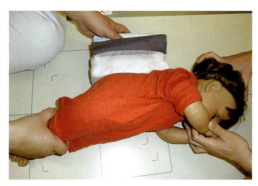

もう1人は，下肢を押さえ，背部〜骨盤部を側面で保持する。正中面がIP面に対して平行なのを確認して撮影する。

CHECK POINT！

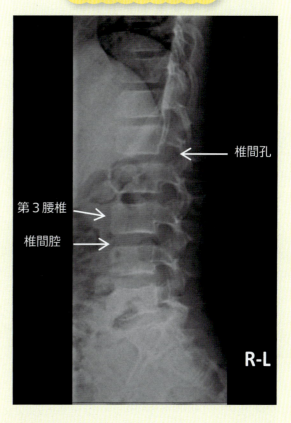

椎間孔／第3腰椎／椎間腔／R-L

撮影範囲・中心X線
- 左右を絞り，第1〜5腰椎を含む。
- 第3腰椎に入射する。

画像
- 椎体が前後屈せず真側面になっている。
- 両下肺野，椎間孔・腸骨稜が重なっている。
※腰椎分離症のときは裂隙を生じる（スポーツをする学童に多くみられる）。

Section 15
腰椎斜位

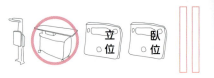

適応
- 関節突起間部，椎間関節の観察。
- 横突起骨折，圧迫骨折，腰椎分離症，腰部脊柱管狭窄症。

年齢区分	電圧(kv)	電流(mA)	mAs	撮影距離(cm)	グリッド比
新生児期	70	400	4.0	120	8:1
乳児期	72	400	4.8	120	8:1
幼児期前期	72	400	8.0	120	8:1
幼児期後期	72	400	12.8	120	8:1
学童期	75	200	20.0	120	8:1
思春期	75	200	32.0	120	8:1

撮影方法

準備

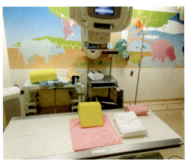

- 40°クッション
- オムツをしている患者は，吸水シートを敷く。

1

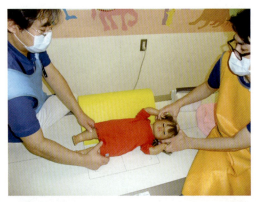

背部と骨盤部に40°クッションを敷く。両上肢は挙上させ，同時に頭部を挟み保持する。

2

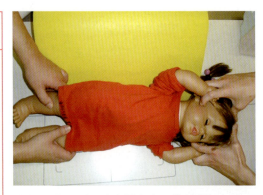

もう1人は両下肢を押さえ，体幹部にねじれがないように保持する。

CHECK POINT！

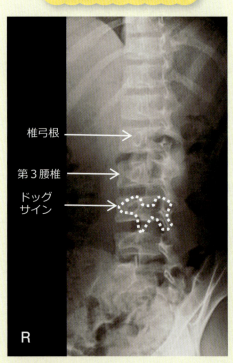

椎弓根 / 第3腰椎 / ドッグサイン

撮影範囲・中心X線
- 左右を絞り，第1～5腰椎を含む。
- 第3腰椎に入射する。

画像
- ドッグサイン（dog sign）が確認できる。
- 椎間関節が広く描出されている。
※腰椎分離症のときは裂隙を生じる（スポーツをする学童に多くみられる）。

Section 16
腰椎前屈位

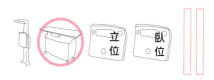

適応
- 椎体の不安定性。
- 椎間板ヘルニア，腰椎分離症，腰部脊柱管狭窄症，腰椎すべり症。

年齢区分	電圧(kv)	電流(mA)	mAs	撮影距離(cm)	グリッド比
新生児期	70	400	4.8	120	8：1
乳児期	75	400	8.0	120	8：1
幼児期前期	75	400	12.8	120	8：1
幼児期後期	80	400	16.0	120	8：1
学童期	80	200	25.0	120	8：1
思春期	80	200	32.0	120	8：1

撮影方法

準備

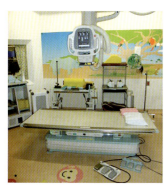

- スタイロフォーム®
- オムツをしている患者は，吸水シートを敷く。

1

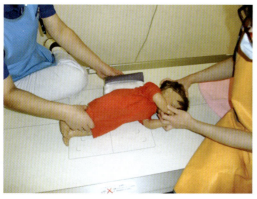

頭部にタオル（小）を敷く。下肢を押さえ，背部～骨盤部をスタイロフォーム®で固定する。

2

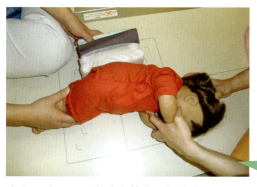

もう1人は，両上肢を前方で保持する。顎を引き，上半身を前屈させる。

CHECK POINT！

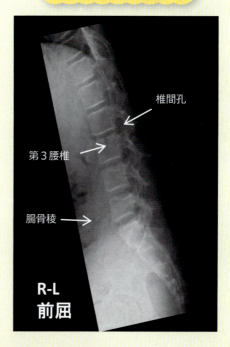

R-L 前屈

（椎間孔，第3腰椎，腸骨稜）

撮影範囲・中心X線
- 左右を絞り，第1～5腰椎を含む。
- 第3腰椎に入射する。

画像
- 椎間孔・腸骨稜が重なっている。
- ※腰椎分離症のときは裂隙を生じる（スポーツをする学童に多くみられる）。
  椎間板変性は，初期には変化が現れないが，進行すればX線上狭小化し，屈曲位を撮影することで，不安定性（instability）を診断。

Point！ 疼痛，骨折などがある場合は無理をしない。

第Ⅲ章　撮影技術　脊椎

Section 17
腰椎後屈位

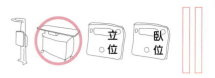

適応
- 椎体の不安定性。
- 椎間板ヘルニア，腰椎分離症，腰部脊柱管狭窄症，腰椎すべり症。

年齢区分	電圧(kv)	電流(mA)	mAs	撮影距離(cm)	グリッド比
新生児期	70	400	4.8	120	8:1
乳児期	75	400	8.0	120	8:1
幼児期前期	75	400	12.8	120	8:1
幼児期後期	80	400	16.0	120	8:1
学童期	80	200	25.0	120	8:1
思春期	80	200	32.0	120	8:1

撮影方法

準備

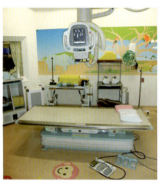

- スタイロフォーム®
- オムツをしている患者は，吸水シートを敷く。

1

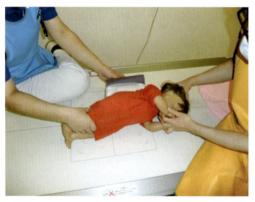

頭部にタオル（小）を敷く。下肢を押さえ，骨盤部をスタイロフォーム®で固定する。

2

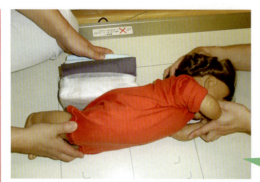

もう1人は，両上肢を前方で保持する。顎を上げ，上半身を後屈させる。

CHECK POINT！

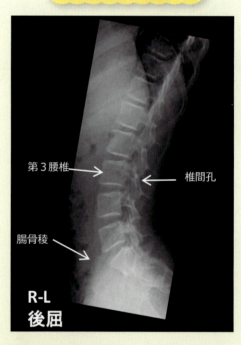

R-L 後屈

第3腰椎／椎間孔／腸骨稜

撮影範囲・中心X線
- 左右を絞り，第1〜5腰椎を含む。
- 第3腰椎に入射する。

画像
- 椎間孔・腸骨稜が重なっている。
- ※腰椎分離症のときは裂隙を生じる（スポーツをする学童に多くみられる）。
  椎間板変性は，初期には変化が現れないが，進行すればX線上狭小化し，屈曲位を撮影することで，不安定性（instability）を診断。

Point！
疼痛，骨折などがある場合は無理をしない。

Section 18
仙椎正面

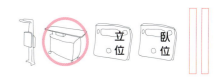

適応
- 仙骨椎体，仙腸関節の観察。
- 仙椎の形態，骨折，形態，腫瘍の観察。
- 二分脊椎，脊髄係留症候群。

年齢区分	電圧(kv)	電流(mA)	mAs	撮影距離(cm)	グリッド比
新生児期	70	200	4.0	120	8:1
乳児期	70	200	5.0	120	8:1
幼児期前期	70	200	8.0	120	8:1
幼児期後期	70	200	12.6	120	8:1
学童期	70	200	16.0	120	8:1
思春期	70	200	26.0	120	8:1

撮影方法

準備

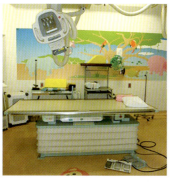

- 管球を10°尾頭方向
- オムツをしている患者は，吸水シートを敷く。

1

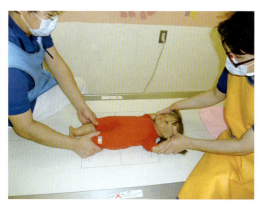

上肢を挙上させ，頭部を挟んで保持する。

2

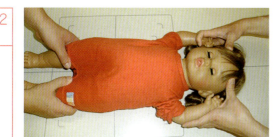

骨盤は正面に，下肢は伸展させ保持する。

CHECK POINT！

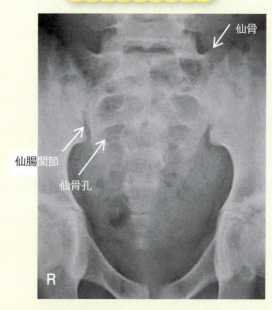

仙骨／仙腸関節／仙骨孔

撮影範囲・中心X線
- 第5腰椎～尾骨・左右仙腸関節を含む。
- 左右の上前腸骨棘を結ぶ線の中点に入射する。

画像
- 仙骨が恥骨に重複しない。
- 仙腸関節や仙骨孔が明瞭である。
- 小児では腸管ガスと重なりやすく評価しにくいことが多い。

Section 19
仙椎側面

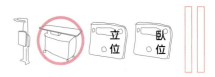

適応
- 仙骨椎体,腰椎仙椎の椎間腔の観察。
- 仙椎の形態,骨折,形態,腫瘍の観察。
- 二分脊椎,脊髄係留症候群。

年齢区分	電圧(kv)	電流(mA)	mAs	撮影距離(cm)	グリッド比
新生児期	80	200	8.0	120	8:1
乳児期	85	200	12.6	120	8:1
幼児期前期	85	200	16.0	120	8:1
幼児期後期	90	200	26.0	120	8:1
学童期	90	200	40.0	120	8:1
思春期	90	200	64.0	120	8:1

撮影方法

準備

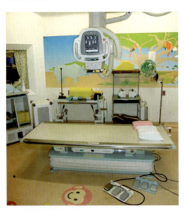

- スタイロフォーム®
- オムツをしている患者は,吸水シートを敷く。

1

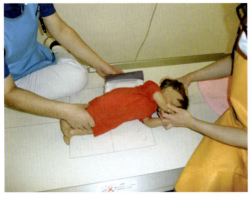

頭部にタオル(小)を敷く。両上肢は,前方で保持する。

2

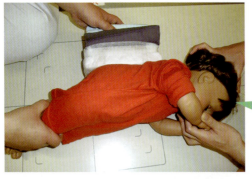

もう1人は,下肢を押さえ,骨盤部を側面で保持する。正中面がIP面に対して平行なのを確認して撮影する。

CHECK POINT！

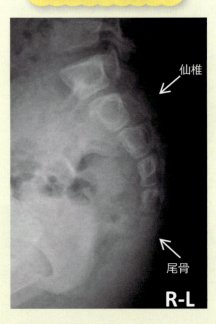

→ 仙椎
→ 尾骨
R-L

撮影範囲・中心X線
- 第5腰椎〜尾骨を含む。
- 腸骨稜と尾骨の中点に入射する。

画像
- 腸骨稜が重なっている(両大腿骨骨頭が重なる)。

Point！
スタイロフォーム®で背部〜骨盤部を押すと側面を保持しやすい。

Section 20
尾骨正面

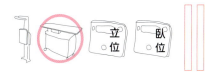

適応
- 尾骨の形態，骨折，腫瘍の観察。

年齢区分	電圧(kv)	電流(mA)	mAs	撮影距離(cm)	グリッド比
新生児期	70	200	3.2	120	8:1
乳児期	70	200	4.0	120	8:1
幼児期前期	70	200	6.4	120	8:1
幼児期後期	70	200	10.0	120	8:1
学童期	70	200	12.6	120	8:1
思春期	70	200	20.0	120	8:1

撮影方法

準備

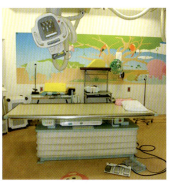

- 管球を10°尾頭方向
- オムツをしている患者は，吸水シートを敷く。

1

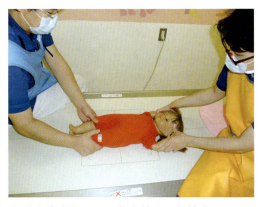

上肢を挙上させ，頭部を挟んで保持する。

2

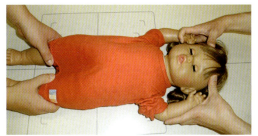

骨盤は正面に，下肢は伸展させ保持する。

CHECK POINT！

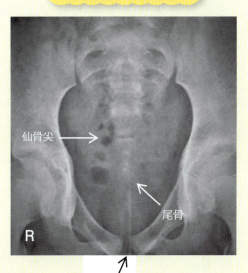

仙骨尖／尾骨／恥骨結合

撮影範囲・中心X線
- 仙骨から尾骨を含む。
- 上前腸骨棘と恥骨結合の中間に入射する。

画像
- 仙骨尖と尾骨の間隙が描出されている。
- 尾骨，恥骨結合は重複しない。
- 仙骨正中上に描出されている。
- 小児では腸管ガスと重なりやすく評価しにくいことが多い。

第Ⅲ章　撮影技術　脊椎

Section 21
尾骨側面

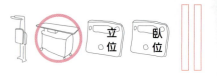

適応
- 尾骨の形態，骨折，腫瘍の観察。

年齢区分	電圧(kv)	電流(mA)	mAs	撮影距離(cm)	グリッド比
新生児期	80	200	6.4	120	8：1
乳児期	80	200	10.0	120	8：1
幼児期前期	80	200	12.6	120	8：1
幼児期後期	80	200	20.0	120	8：1
学童期	80	200	32.0	120	8：1
思春期	80	200	50.0	120	8：1

撮影方法

準備

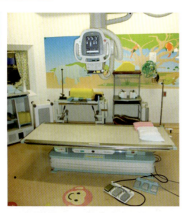

- タオル（小）
- スタイロフォーム®
- オムツをしている患者は，吸水シートを敷く。

1

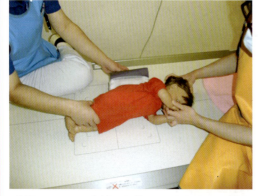

頭部にタオル（小）を敷く。両上肢は，前方で保持する。

2

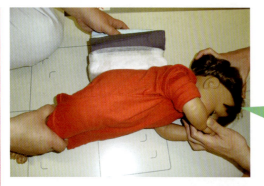

もう1人は，下肢を屈曲させ，骨盤部を側面で保持する。正中面がIP面に対して平行なのを確認して撮影する。

CHECK POINT！

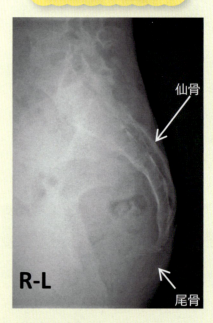

R-L　仙骨　尾骨

撮影範囲・中心X線
- 仙骨から尾骨先端を含む。
- 仙骨下部に入射する。

画像
- 坐骨棘が重なっている。

Point！
スタイロフォーム®で背部～骨盤部を押すと側面を保持しやすい。

Section 22
骨盤正面（腸骨軸位）

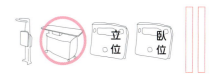

適応
・骨盤の形態，炎症，骨折，腫瘍の観察。
・総排泄腔外反における恥骨結合離開。

年齢区分	電圧(kv)	電流(mA)	mAs	撮影距離(cm)	グリッド比
新生児期	65	320	3.2	120	8:1
乳児期	70	400	4	120	8:1
幼児期前期	70	400	4.8	120	8:1
幼児期後期	70	400	8	120	8:1
学童期	70	200	12.6	120	8:1
思春期	70	200	20	120	8:1

撮影方法

準備
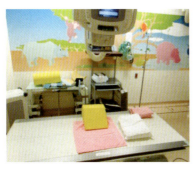

・40°クッション
・オムツをしている患者は，吸水シートを敷く。

1
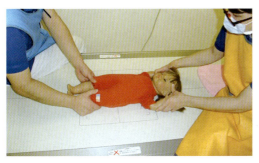

上肢を挙上させ，頭部を挟んで保持する。

2
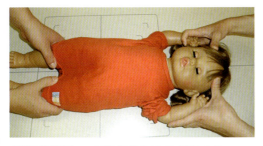

骨盤は正面に，下肢は伸展させ保持する。

3
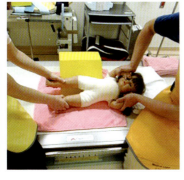

（腸骨軸位）
患者を臥位パネルに45°斜位に寝かせる。背部と骨盤部に45°クッションを敷く。両上肢は挙上させ，同時に頭部を挟み保持する。

CHECK POINT !

骨盤正面
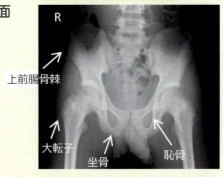

（上前腸骨棘，大転子，坐骨，恥骨）

撮影範囲・中心X線
・骨盤骨全体を含む。
・正中線上で腸骨と大転子を結ぶ中点に入射する。

画像
・骨盤が左右対称である。
・恥骨・坐骨が仙骨と重ならない。

腸骨軸位
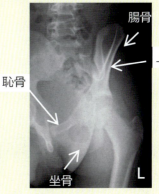

（腸骨，上前腸骨棘，恥骨，坐骨）

撮影範囲・中心X線
・検側の腸骨全体を含む。
・上前腸骨棘に入射する。

画像
・腸骨全体の軸位像として描出されている。

Section 23
骨盤側面

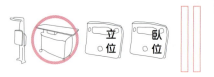

適応
- 骨盤の形態，炎症，骨折，腫瘍の観察。
- 仙骨上面の角度，骨盤傾斜角の計測。

年齢区分	電圧(kv)	電流(mA)	mAs	撮影距離(cm)	グリッド比
新生児期	65	320	3.2	120	8:1
乳児期	70	400	4	120	8:1
幼児期前期	70	400	4.8	120	8:1
幼児期後期	70	400	8	120	8:1
学童期	70	200	12.6	120	8:1
思春期	70	200	20	120	8:1

撮影方法

準備

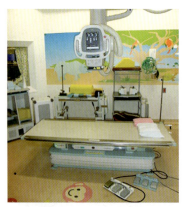

- タオル（小）
- スタイロフォーム®
- オムツをしている患者は，吸水シートを敷く。

1

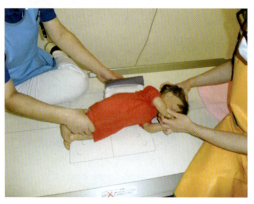

頭部にタオル（小）を敷く。両上肢は，前方で保持する。

2

もう1人は，下肢を押さえ，骨盤部を側面で保持する。正中面がIP面に対して平行なのを確認して撮影する。

CHECK POINT !

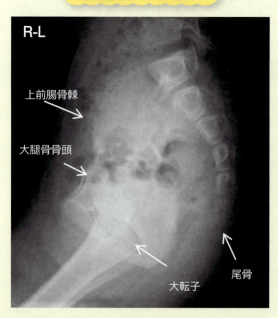

R-L

上前腸骨棘
大腿骨骨頭
大転子
尾骨

撮影範囲・中心X線
- 骨盤骨全体を含む。
- 腸骨と大転子を結ぶ中点に入射する。

画像
- 左右の上前腸骨棘が重なっている。
- 左右の大腿骨骨頭が同心円状に描出されている。

Point !
スタイロフォーム®で骨盤部を押すと側面を保持しやすい。

Section 24
骨盤斜位（腸骨正面）

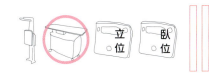

適応
- 骨盤の形態，炎症，骨折，腫瘍の観察。
- 特に上前腸骨棘，下前腸骨棘の剥離骨折。

年齢区分	電圧(kv)	電流(mA)	mAs	撮影距離(cm)	グリッド比
新生児期	65	320	3.2	120	8：1
乳児期	70	400	4	120	8：1
幼児期前期	70	400	4.8	120	8：1
幼児期後期	70	400	8	120	8：1
学童期	70	200	12.6	120	8：1
思春期	70	200	20	120	8：1

撮影方法

準備

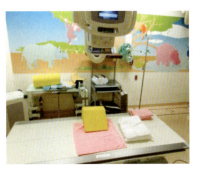

- 40°クッション
- オムツをしている患者は，吸水シートを敷く。

1

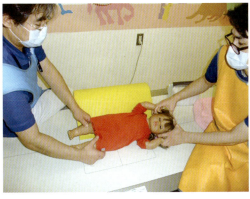

背部と骨盤部に45°クッションを敷く。両上肢は挙上させ，同時に頭部を挟み保持する。

2

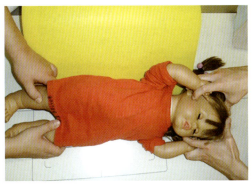

もう1人は両下肢を押さえ，体幹部にねじれがないように保持する。

CHECK POINT！

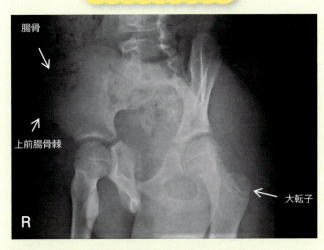

骨盤斜位
撮影範囲・中心X線
- 骨盤骨全体を含む。
- 正中線上で腸骨と大転子を結ぶ中点に入射する。

画像
- 検側腸骨は正面像，非検側腸骨は軸位像で描出されている。

腸骨正面
撮影範囲・中心X線
- 検側腸骨全体を含む。
- 上前腸骨棘と正中線の中点に入射する。

画像
- 検側腸骨が寝台と平行となり，腸骨翼が広く描出されている。

Section 25
骨盤インレット・アウトレット

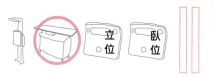

適応
- 骨盤の形態，炎症，骨折，腫瘍の観察。
- 総排泄腔外反における恥骨結合離開。

年齢区分	電圧(kv)	電流(mA)	mAs	撮影距離(cm)	グリッド比
新生児期	65	320	3.2	120	8:1
乳児期	70	400	4	120	8:1
幼児期前期	70	400	4.8	120	8:1
幼児期後期	70	400	8	120	8:1
学童期	70	200	12.6	120	8:1
思春期	70	200	20	120	8:1

撮影方法

準備

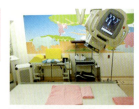

インレット
- タオル（大）
- 管球は頭尾方向に 30°

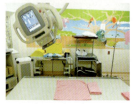

アウトレット
- タオル（大）
- 管球は尾頭方向に 30°

1

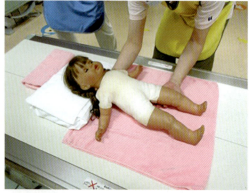

患者を臥位台に上向きに寝かせる。

2

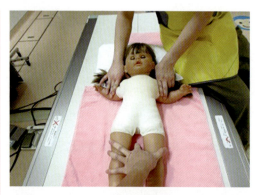

患者の頭側の人は上肢と頭部を一緒に保持する。足側の人は膝を抑えるように下肢を保持し撮影する。

CHECK POINT！

インレット

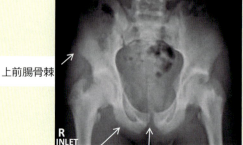

撮影範囲・中心 X 線
- 骨盤骨全体を含み骨盤が左右対称である。
- 正中線上で両上前腸骨棘を結ぶ点に入射する。

画像
- 腸骨，小骨盤腔が上下に伸展し，恥骨，坐骨が半軸位像，大腿骨頸部は短縮して描出されている。

アウトレット

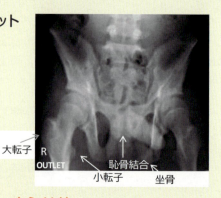

撮影範囲・中心 X 線
- 骨盤骨全体を含み骨盤が左右対称である。
- 正中線上で両大転子を結ぶ点から約 1～3 cm 頭側に入射する。

画像
- 仙骨および恥骨結合，坐骨，大腿骨頸部および大転子，小転子は上下に伸長して描出されている。

Section 26
骨盤計測Guthmann法

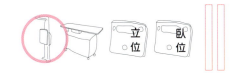

年齢区分	電圧 (kv)	電流 (mA)	mAs	撮影距離 (cm)	グリッド 比
思春期	110	400	25.2	120	8：1

適応
- 狭骨盤，児頭骨盤不均衡を評価して経腟分娩可否の判断。
- 産科真結合線，産科出口前後径の計測。
（第Ⅷ章 資料 Section 10 参照）

撮影方法

準備

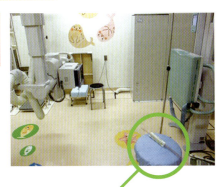

・グースマン用メジャー

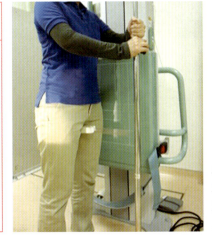

立位パネルに対し左側をつけ平行に立つ。股の上部にメジャーを挟む。

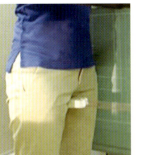

入射点は外結合線の中心，大転子隆起部から上方5cm，前方2cm。

CHECK POINT！

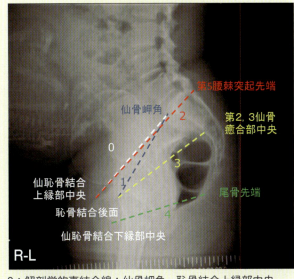

- 0：解剖学的真結合線；仙骨岬角－恥骨結合上縁部中央
- 1：産科真結合線；仙骨岬角－恥骨結合後面
- 2：外結合線；恥骨結合上縁部中央－第5腰椎棘突起先端
- 3：濶部前後径；第2.3仙骨癒合部中央－恥骨結合後面中央
- 4：出口前後径；尾骨先端－恥骨結合下縁部中央

撮影範囲・中心X線
- 第4腰椎下縁から恥骨，尾骨を含む。
- 大転子隆起部から5cm上方，2cm前方に入射する。

画像
- 両側大腿骨骨頭が重なっている。
- 仙骨・恥骨・尾骨は明瞭である。
- メジャーが写っている。

単位：cm

	狭骨盤	比較的狭骨盤	正常骨盤 （正常範囲）	平均値
産科真結合線	＜ 9.5	9.5＜ ＜10.5	10.5＜ ＜12.5	11.5
入口横径	＜10.5	10.5＜ ＜11.5	11.5＜ ＜13.0	12.3
外結合線	＜18.0	－	18.0＜ ＜20.0	19.3

日本産科婦人科学会雑誌．53巻10号，N-330．

Section 27
骨盤計測Martius法

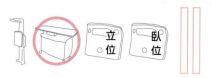

適応
- 狭骨盤，児頭骨盤不均衡を評価して経腟分娩可否の判断。
- 骨盤入口面最大横径と産科結合線の最大縦径の計測。（第Ⅷ章 資料 Section 10 参照）

年齢区分	電圧(kv)	電流(mA)	mAs	撮影距離(cm)	グリッド比
思春期	110	400	25.2	120	8：1

撮影方法

準備

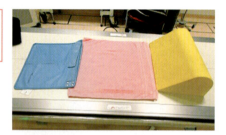

- 角度計
- 体位保持用ブロック
- マルチウス用メジャー
- 防護（ハレーション用）

1

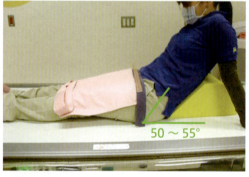

患者を半坐位とし，背面と寝台の角度を50〜55°とする。

2

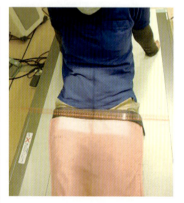

ハレーションを防ぐため大腿に鉛板を置き，スケールは腹部に可能な限り近づけた状態で置く。

CHECK POINT！

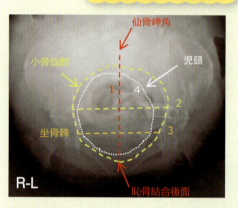

撮影範囲・中心X線
- 仙骨から恥骨を含む。
- 大転子隆起部より近位水平行5 cm点で骨盤の正中線上に入射する。

画像
- 仙骨正中と恥骨結合が一致している。
- 閉鎖孔が閉鎖した像を描出している。
- 児頭の輪郭・小骨盤腔・坐骨棘は明瞭である。
- メジャーが写っている。

骨盤入口部最短前後径－児頭最横径	
2.5 cm 以上	経腟分娩可能
1.5 〜 2.5 cm	大部分経腟分娩可能
0.5 〜 1.5 cm	帝王切開50％
0.5 cm 未満	大部分帝王切開

骨盤狭部前後径－児頭最横径	
1.5 cm 以上	経腟分娩可能
0.5 〜 1.5 cm	大部分経腟分娩可能
－1.0 〜 0.5 cm	試験分娩
－1.0 cm 未満	大部分帝王切開

日本産科婦人科学会雑誌．59巻6号，N-184.

Section 28
Colcher-Sussman法

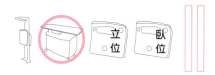

適応
- 骨盤入口横径，骨盤狭横径，骨盤出口横径の計測。
（第Ⅷ章 資料 Section 10 参照）

年齢区分	電圧(kv)	電流(mA)	mAs	撮影距離(cm)	グリッド比
思春期	110	400	25.2	120	8：1

撮影方法

準備

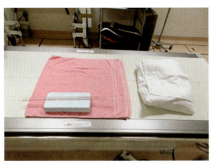

- タオルを広げる
- マルチウス用メジャー

1

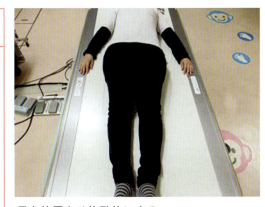

足を伸展させ仰臥位にする。

2

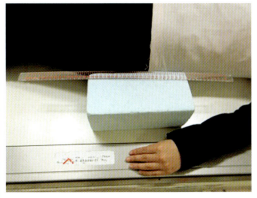

メジャーは大転子隆起部と同じ高さに置く。

CHECK POINT !

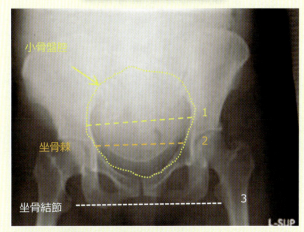

1：入口横径：小骨盤腔の最大横径
2：骨盤狭横径：左右坐骨棘間距離
3：出口横径：左右坐骨結節間距離

撮影範囲・中心X線
- 骨盤全体を含む。
- 腸骨上縁の高さで正中面に入射する。

画像
- 仙骨・恥骨・坐骨は明瞭である。
- メジャーが写っている。
- 骨盤が正面を向いている。

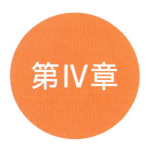

第Ⅳ章

撮影技術　胸 郭

Section 1　肋骨正面
Section 2　肋骨斜位
Section 3　肋骨接線
Section 4　胸骨正面
Section 5　胸骨側面
Section 6　肩甲骨正面
Section 7　肩甲骨スカプラY法
Section 8　鎖骨正面
Section 9　鎖骨軸位
Section 10　肩鎖関節正面
Section 11　肩鎖関節下方20°
Section 12　胸鎖関節正面
Section 13　胸鎖関節斜位

Section 1
肋骨正面

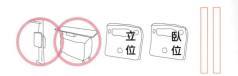

適応
- 肋骨骨折や炎症，外骨腫，骨性病変の観察。
- 胸郭変形のスクリーニング。

年齢区分	電圧(kv)	電流(mA)	mAs	撮影距離(cm)	グリッド比
新生児期	55	100	2.0	100	—
乳児期	55	100	2.0	100	—
幼児期前期	55	100	2.4	100	—
幼児期後期	55	100	3.2	100	—
学童期	75	200	8.0	150	10：1
思春期	75	200	12.6	150	10：1

撮影方法

準備

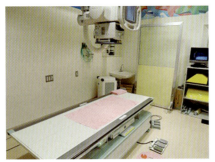

- タオル（大）

1

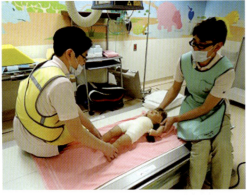

タオルを広げ患者を寝かせる。1人が寝台から落ちないよう保持する。

2

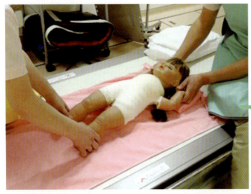

頭部側の人が上肢と頭部を抑え，足側の人が肋骨に自身の手が重ならないよう抑え撮影する。

CHECK POINT！

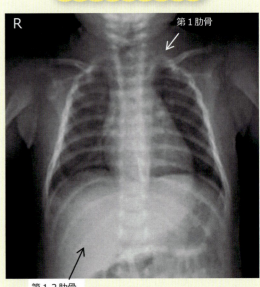

撮影範囲・中心X線
- 第1肋骨から第12肋骨を含む。
- 肋骨中央部に入射する。

画像
- 椎体が正面となり，胸郭が左右対称に描出されている。

Point！
安全確保のため背臥位撮影を基本とする。
CA（虐待）のスクリーニングで撮影する場合，肋骨全体を撮影する。

Section 2
肋骨斜位

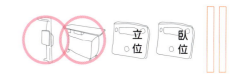

適応
- 側部肋骨骨折や炎症，外骨腫，骨性病変の観察。
- 胸郭変形のスクリーニング。

年齢区分	電圧(kv)	電流(mA)	mAs	撮影距離(cm)	グリッド比
新生児期	50	200	2.4	100	−
乳児期	55	200	2.4	100	−
幼児期前期	55	200	3.2	100	−
幼児期後期	55	200	4.0	100	−
学童期	70	200	10.0	150	10:1
思春期	70	200	16.0	150	10:1

撮影方法

準備

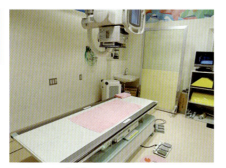

・タオル（大）

1

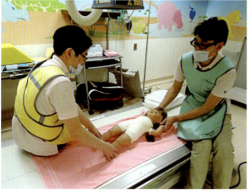

タオルを広げ患者を寝かせる。1人が寝台から落ちないよう保持する。

2

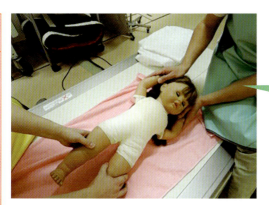

頭部側の人が上肢と頭部を抑え，足側の人が患側を前にする45°斜位にて撮影する。

CHECK POINT!

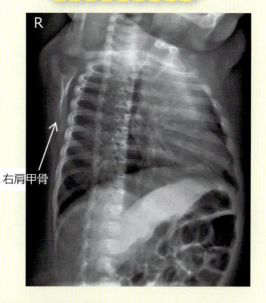

右肩甲骨

撮影範囲・中心X線
- 第1肋骨から第12肋骨を含む。
- 肋骨中央部に入射する。

画像
- 患側の肋骨が伸展した像として描出されている。

Point！
安全確保のため背臥位撮影を基本とする。

第Ⅳ章 撮影技術 胸郭

Section 3
肋骨接線

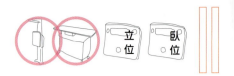

適応
- 肋骨骨折や炎症，外骨腫，骨性病変の観察。

年齢区分	電圧(kv)	電流(mA)	mAs	撮影距離(cm)	グリッド比
新生児期	50	200	2.4	100	−
乳児期	55	200	2.4	100	−
幼児期前期	55	200	3.2	100	−
幼児期後期	55	200	4.0	100	−
学童期	70	200	10.0	150	10：1
思春期	70	200	16.0	150	10：1

撮影方法

準備

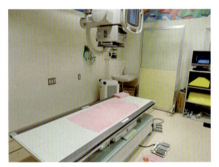

- タオル（大）

1

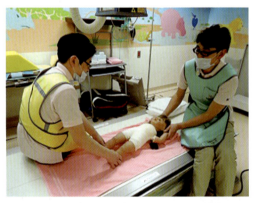

タオルを広げ患者を寝かせる。1人が寝台から落ちないよう保持する。

2

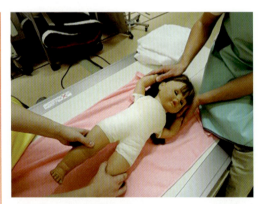

頭部側の人が上肢と頭部を抑え，足側の人が患側を接線に傾け撮影する。

CHECK POINT !

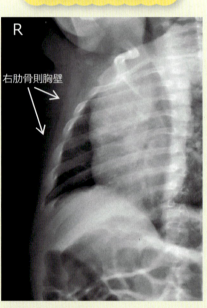

右肋骨側胸壁

撮影範囲・中心X線
- 第1肋骨から第12肋骨を含む。
- 肋骨中央部に入射する。

画像
- 側胸壁から前胸壁が接線像として描出されている。
- 患部を接線にすることで肺紋理の影響をなくし，骨折などの変位の観察に優れている。

Section 4
胸骨正面

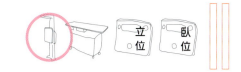

適応
- 胸骨骨折や炎症，外骨腫，骨性病変の観察。

年齢区分	電圧(kv)	電流(mA)	mAs	撮影距離(cm)	グリッド比
新生児期	55	100	2.5	100	—
乳児期	55	100	2.5	100	—
幼児期前期	55	100	3.2	100	—
幼児期後期	55	100	4.0	100	—
学童期	75	200	10.0	150	10：1
思春期	75	200	12.6	150	10：1

撮影方法

準備

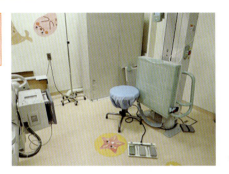

- 椅子

1

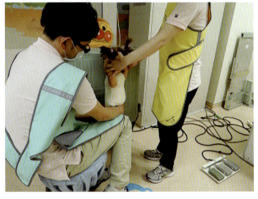

1人が膝の上に横向きに患者を抱える。もう1人が患者の横に立ち，頭部と上肢を固定する。

2

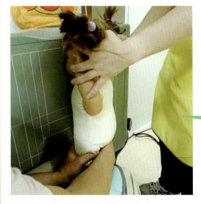

患者の体をしっかりと支え，LPO30°もしくはRPO20°となるように固定して撮影する。

CHECK POINT！

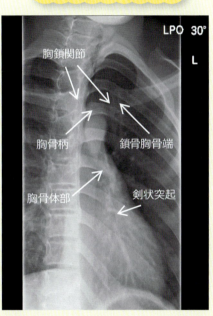

撮影範囲・中心X線
- 鎖骨胸骨端から剣状突起を含む。
- 胸骨中央に入射する。

画像
- 胸骨柄・胸骨体部・剣状突起が正面像となる。
- 胸鎖関節の関節間隙が描出されている。

Point！
RPO20°方向では比較的均一な濃度で肺野内に胸骨が投影される。
LPO30°方向では心陰影と重ねることで均一な濃度で胸骨を投影する。

Section 5
胸骨側面

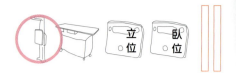

適応
- 胸骨骨折や炎症, 外骨腫, 骨性病変の観察。

年齢区分	電圧(kv)	電流(mA)	mAs	撮影距離(cm)	グリッド比
新生児期	55	100	2.5	100	―
乳児期	55	100	2.5	100	―
幼児期前期	55	100	4.0	100	―
幼児期後期	55	100	6.3	100	―
学童期	80	200	8.0	150	10:1
思春期	80	200	10.0	150	10:1

撮影方法

準備

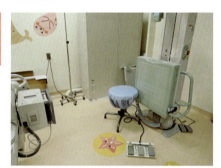

- 椅子

1

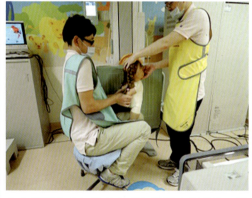

1人が膝の上に後ろ向きに患者を抱える。患者の体をしっかりと支え固定する。なるべく肩を後方にそらせる。

2

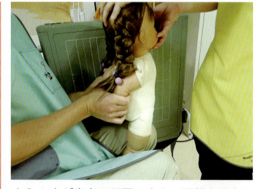

もう1人が患者の正面に立ち, 頭部を固定して撮影する。

CHECK POINT！

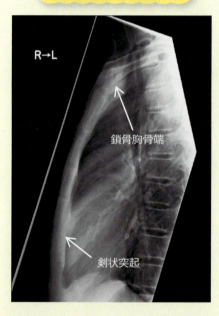

撮影範囲・中心X線
- 鎖骨胸骨端から剣状突起を含む。
- 胸骨角の高さで1〜2cm内側に入射する。

画像
- 左右の鎖骨が重なる。
- 胸骨全体が側面像となる。

Section 6
肩甲骨正面

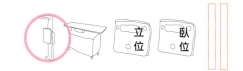

適応
・肩甲骨骨折や炎症，外骨腫，骨性病変の観察。

年齢区分	電圧(kv)	電流(mA)	mAs	撮影距離(cm)	グリッド比
新生児期	55	200	1.0	100	−
乳児期	55	200	1.2	100	−
幼児期前期	55	200	1.6	100	−
幼児期後期	70	200	4.0	150	10：1
学童期	70	200	5.0	150	10：1
思春期	70	200	8.0	150	10：1

撮影方法

準備
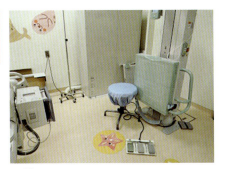
・椅子

1
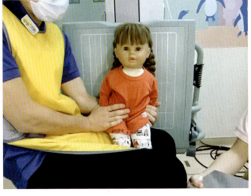
1人が膝の上に横向きに患者を抱え患者の体をしっかりと支え固定する。

2
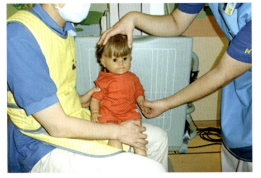
もう1人が患者の横に立ち頭部を固定し，肩甲部がカセッテ面に付くよう体を斜位にして撮影する。

CHECK POINT！
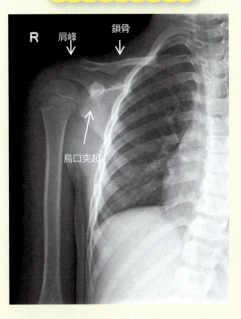

撮影範囲・中心X線
・肩甲骨，肩関節および鎖骨を含む。
・肩甲骨中央に入射する。

画像
・肩峰，烏口突起，肩甲頸，外側縁，上腕骨頭が描出されている。

Section 7
肩甲骨スカプラY法

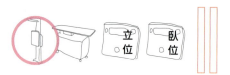

適 応
- 肩甲骨骨折や炎症，外骨腫，骨性病変の観察。

年齢区分	電圧(kv)	電流(mA)	mAs	撮影距離(cm)	グリッド比
新生児期	55	200	4.0	100	−
乳児期	55	200	5.0	100	−
幼児期前期	55	200	6.4	100	−
幼児期後期	75	200	12.6	150	10:1
学童期	80	200	12.6	150	10:1
思春期	80	200	25.0	150	10:1

撮影方法

準備

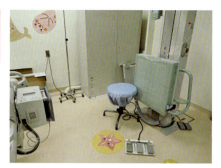

・椅子

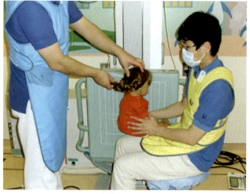

1人が膝の上に後ろ向きに患者を抱え，体をしっかりと支え固定する。

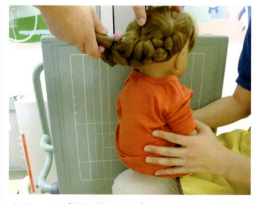

もう1人が患側肩甲骨が軸位となるよう患者を斜めに向かせ，頭部を固定する。

CHECK POINT！

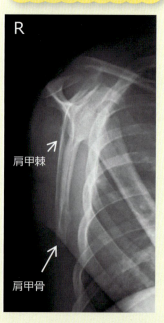

撮影範囲・中心X線
- 肩甲骨。
- 肩甲棘に入射する。

画像
- 肩甲骨の内側縁と外側縁が一致し，胸郭と分離している。
- 肩甲棘と烏口突起の頸部，棘上窩によってY字状をなし，上腕骨は肩甲骨と重ならない。
- 肋骨との重なりがなく，上腕骨との重なりが最小となるため肩甲骨体部の観察に適する。

Section 8
鎖骨正面

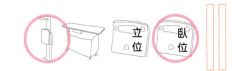

適応
・鎖骨骨折や炎症，外骨腫，骨性病変の観察。

年齢区分	電圧(kv)	電流(mA)	mAs	撮影距離(cm)	グリッド比
新生児期	50	200	1.6	100	−
乳児期	50	200	2.0	100	−
幼児期前期	55	200	2.4	100	−
幼児期後期	70	320	8.0	150	10:1
学童期	70	320	10.2	150	10:1
思春期	70	320	12.8	150	10:1

撮影方法

準備

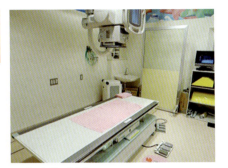

・タオル（大）

1

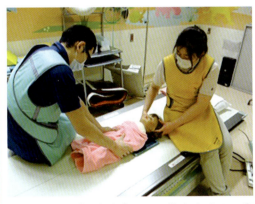

タオルを広げ患者を寝かせ，体をタオルで巻き固定する。

2

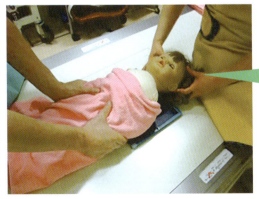

頭部側の人が頭部を仰向けに抑えて撮影する。
※自身で立位保持できる患者は成人と同様に立位で撮影

CHECK POINT！

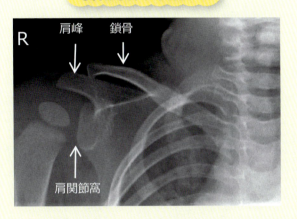

撮影範囲・中心X線
・両正面の場合は左右の上腕骨頭を含む。
・検側のみの場合は検側上腕骨頭から胸鎖関節を含む。
・鎖骨中央部に向けて入射する。

画像
・両正面の場合は肩関節，鎖骨が左右対称に描出されている。
・椎体が正面を向き，下顎が鎖骨と重ならない。

Point！
小児は顎が鎖骨と重なりやすいので，顎を挙上させる。

受傷時の場合，左右を比較するため，左右同時に正面撮影する。
経過観察の場合は撮影範囲を絞って患側のみ撮影する。

Section 9
鎖骨軸位

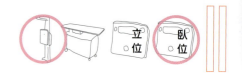

適応
・鎖骨骨折や炎症，外骨腫，骨性病変の観察。

年齢区分	電圧(kv)	電流(mA)	mAs	撮影距離(cm)	グリッド比
新生児期	50	200	2.0	100	−
乳児期	50	200	2.4	100	−
幼児期前期	55	200	3.2	100	−
幼児期後期	70	320	8.0	150	10：1
学童期	70	320	10.2	150	10：1
思春期	70	320	12.8	150	10：1

撮影方法

準備

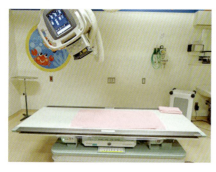

・タオル（大）
・尾頭方向 20〜30°

1

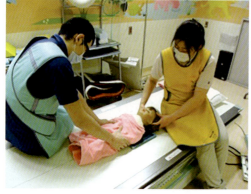

タオルを広げ患者を寝かせ，体をタオルで巻き固定する。

2

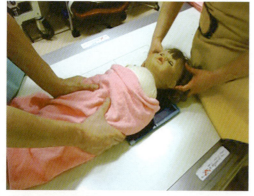

頭部側の人が頭部を仰向けに抑えて撮影する。
※自身で立位保持できる患者は成人と同様に立位で撮影

CHECK POINT！

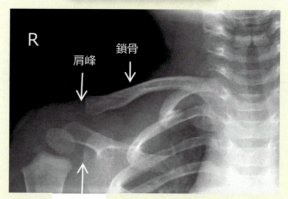

R　肩峰　鎖骨　肩関節窩

撮影範囲・中心X線
・両正面の場合は左右の上腕骨頭を含む。
・検側のみの場合は検側上腕骨頭から胸鎖関節を含む。
・鎖骨中央部に向けて入射する。
・受傷時は，比較のため左右同時に正面撮影する。

画像
・椎体が正面を向き，下顎が鎖骨と重ならない。
・鎖骨が水平直線状になり，遠位部と胸郭が分離して描出されている。
・両正面の場合は肩関節，鎖骨が左右対称に描出されている。

Point！
経過観察の場合は撮影範囲を患側のみ撮影する。

Section 10
肩鎖関節正面

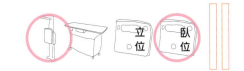

適応
- 肩鎖関節の骨折や炎症，外骨腫，骨性病変の観察。

年齢区分	電圧(kv)	電流(mA)	mAs	撮影距離(cm)	グリッド比
新生児期	50	200	2.0	100	−
乳児期	50	200	2.4	100	−
幼児期前期	55	200	3.2	100	−
幼児期後期	55	200	4.0	100	−
学童期	70	200	10.0	150	10：1
思春期	70	200	16.0	150	10：1

撮影方法

準備

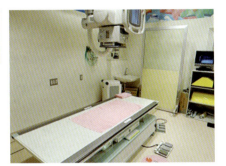

・タオル（大）

1

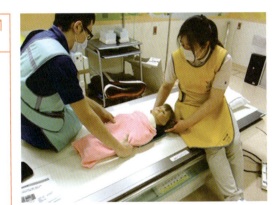

タオルを広げ患者を寝かせ，体をタオルで巻き固定する。

CHECK POINT！

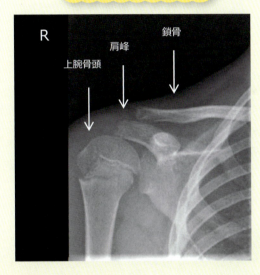

撮影範囲・中心X線
- 上腕骨から鎖骨の1/2程度を含む。
- 肩峰に向けて入射する。

画像
- 肩峰，鎖骨の関節面が接線となり関節腔が描出されている。

2

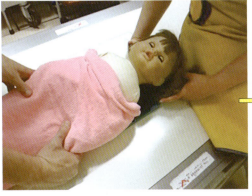 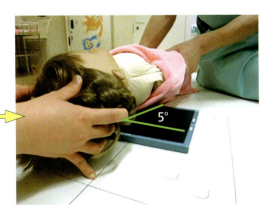

頭部側の人が頭部を上方に向け，体幹部を5°斜位にして撮影する。両正面を同時撮影する場合は体幹は傾けず正面のまま撮影する。※自身で立位保持できる患者は成人と同様に立位で撮影

Section 11
肩鎖関節下方20°

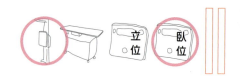

適 応
- 肩鎖関節の骨折や炎症，外骨腫，骨性病変の観察。
- 肩鎖関節の前後の位置関係。

年齢区分	電圧 (kv)	電流 (mA)	mAs	撮影距離 (cm)	グリッド比
新生児期	50	200	2.0	100	−
乳児期	50	200	2.4	100	−
幼児期前期	55	200	3.2	100	−
幼児期後期	55	200	4.0	100	−
学童期	70	200	10.0	150	10：1
思春期	70	200	16.0	150	10：1

撮影方法

準備

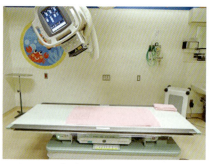

- タオル（大）
- 尾頭方向 20°

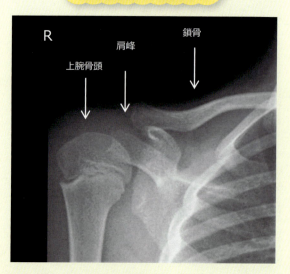

撮影範囲・中心X線
- 上腕骨から鎖骨の1/2程度を含む。
- 肩峰に向けて入射する。

画像
- 肩峰，鎖骨の関節面が接線となり関節腔が描出されている。

1

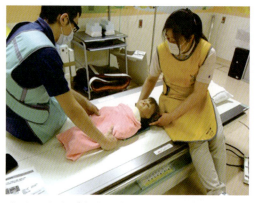

タオルを広げ患者を寝かせ，体をタオルで巻き固定する。

2

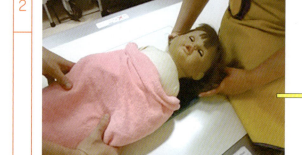 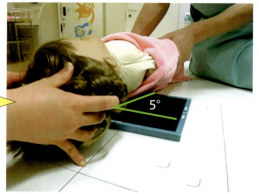

頭部側の人が頭部を上方に向け，体幹部を5°斜位にして撮影する。両正面を同時撮影する場合は体幹は傾けず正面のまま撮影する。※自身で立位保持できる患者は成人と同様に立位で撮影

Section 12
胸鎖関節正面

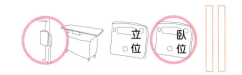

適応
- 胸鎖関節の骨折や炎症，外骨腫，骨性病変の観察。

年齢区分	電圧(kv)	電流(mA)	mAs	撮影距離(cm)	グリッド比
新生児期	55	200	2.0	100	−
乳児期	55	200	2.4	100	−
幼児期前期	55	200	3.2	100	−
幼児期後期	55	200	4.0	100	−
学童期	70	200	10.0	150	10：1
思春期	70	200	16.0	150	10：1

撮影方法

準備

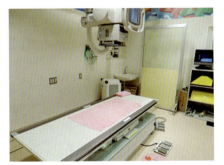

- タオル（大）

1

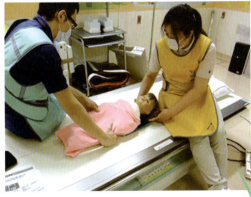

タオルを広げ患者を寝かせ，体をタオルで巻き固定する。

2

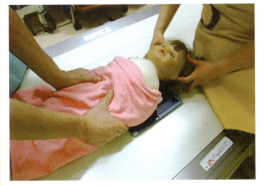

頭部側の人が頭部を上方に向ける。足側の人が胸部を正面に向けて撮影する。※自身で立位保持できる患者は成人と同様に立位で撮影

CHECK POINT！

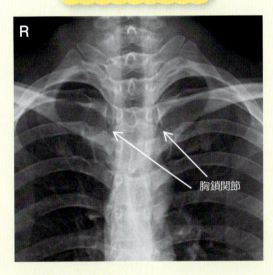

胸鎖関節

撮影範囲・中心X線
- 両胸鎖関節を含む。
- 両胸鎖関節中央に入射する。

画像
- 検側胸鎖関節腔が対称に描出されている。

Point！
幼児までは安全確保のため背臥位撮影を基本とする。

第Ⅳ章　撮影技術　胸郭

Section 13
胸鎖関節斜位

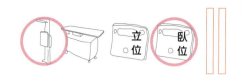

適応
・胸鎖関節の骨折や炎症，外骨腫，骨性病変の観察。
・胸鎖関節腔

年齢区分	電圧(kv)	電流(mA)	mAs	撮影距離(cm)	グリッド比
新生児期	55	200	2.0	100	−
乳児期	55	200	2.4	100	−
幼児期前期	55	200	3.2	100	−
幼児期後期	55	200	4.0	100	−
学童期	70	200	10.0	150	10:1
思春期	70	200	16.0	150	10:1

撮影方法

準備

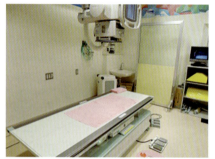

・タオル（大）

CHECK POINT！

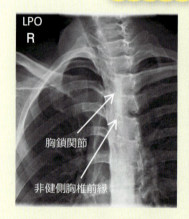
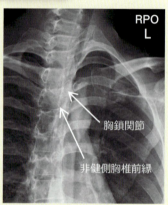

胸鎖関節／非健側胸椎前縁

撮影範囲・中心X線
・両側胸鎖関節を含む。
・検側胸鎖関節に入射する。

画像
・検側鎖骨の胸骨端が胸椎の非検側前縁に位置している。
・検側胸鎖関節腔が描出されている。

1

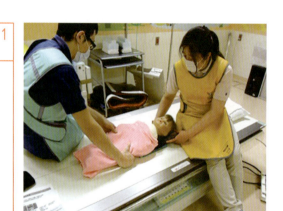

タオルを広げ患者を寝かせ，体をタオルで巻き固定する。

2

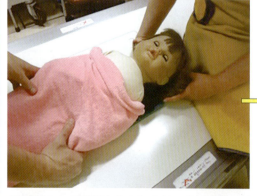
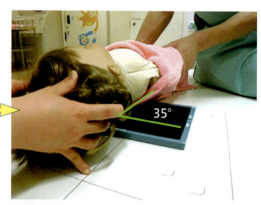

頭部側の人が頭部を上方に向け，体幹部を35°斜位にして撮影する。
※自身で立位保持できる患者は成人と同様に立位で撮影

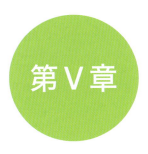

第Ⅴ章

撮影技術　胸腹部

Section 1　胸部立位正面
Section 2　胸部立位側面
Section 3　胸部臥位正面
Section 4　胸部側臥位正面（デクビタス）
Section 5　胸部クロステーブル側面
Section 6　気道異物評価の撮影
Section 7　腹部立位正面
Section 8　腹部臥位正面
Section 9　腹部側臥位正面（デクビタス）
Section 10　腹部クロステーブル側面
Section 11　異物誤飲時撮影
Section 12　KUB

Section 1
胸部立位正面

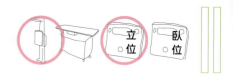

適応
- 上気道，肺野，縦隔，軟部組織，心臓の観察。

年齢区分	電圧(kv)	電流(mA)	mAs	撮影距離(cm)	グリッド比
新生児期	95	500	2.5	150	10：1
乳児期	100	500	3	150	10：1
幼児期前期	100	500	3	150	10：1
幼児期後期	100	500	4	200	10：1
学童期	105	500	4	200	10：1
思春期	120	200	40	200	10：1

撮影方法

準備

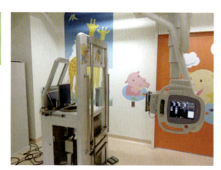

- グリッド（＋）
- 10 kg 以下：六切
- 10 kg 以上：四切

1

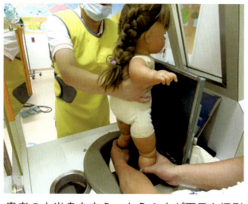

患者の上半身を支え，もう1人が両足を撮影台に誘導する。

2

患者を鞍馬に座らせる。1人が患者の正面に回る。

3

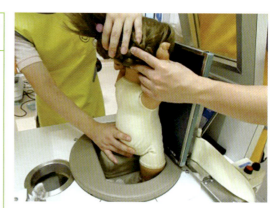

正面の人が両肘と頭部を一緒に固定し下顎を挙上させる。側面の人は頭部と腰部を固定する。吸気で撮影する。

CHECK POINT！

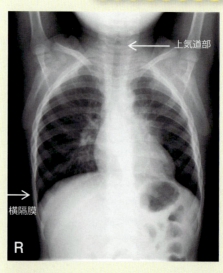

撮影範囲・中心X線
- 上気道部から横隔膜を含む。
- 肩甲骨下縁を結んだ正中上に入射する。

画像
- 鎖骨・肋骨が左右対称である。
- 吸気（横隔膜が後部肋骨叉している）。
- 縦隔内の気管，肺血管が明瞭に描出されている。
- 脊椎と肺の境界が明瞭に描出されている。

Section 2
胸部立位側面

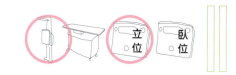

適応
- 上気道，肺野，縦隔，軟部組織，心臓の観察。

年齢区分	電圧(kv)	電流(mA)	mAs	撮影距離(cm)	グリッド比
新生児期	95	500	4	150	10：1
乳児期	100	500	4	150	10：1
幼児期前期	100	500	4	150	10：1
幼児期後期	100	500	8	200	10：1
学童期	105	500	8	200	10：1
思春期	120	200	40	200	10：1

撮影方法

準備

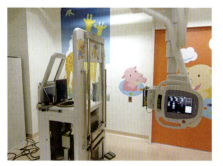

- グリッド（＋）
- 10 kg 以下：六切
- 10 kg 以上：四切

1

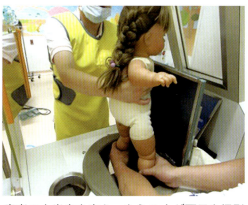

患者の上半身を支え，もう1人が両足を撮影台に誘導する。

2

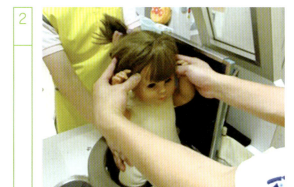

患者を鞍馬に座らせる。鞍馬を回転させIPに対し側面とする。

3

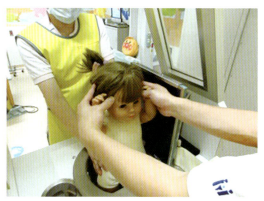

正面の人が両肘と頭部を一緒に固定，上肢は頸部前面に重ならないように挙上させる。後面の人は腰部を固定し全体を確認する。正面の人が吸気で撮影する。

CHECK POINT！

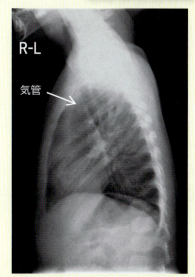

撮影範囲・中心X線
- 上気道部から横隔膜を含む。
- 肩甲骨下縁の高さに入射する。

画像
- 気管，食道，大血管，心臓が同定可能。
- 吸気（横隔膜が後部肋骨の第8肋骨と交叉している）。

Section 3
胸部臥位正面

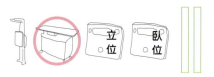

適応
- 上気道，肺野，縦隔，軟部組織，心臓の観察。
- 立位，坐位が困難な場合。

年齢区分	電圧(kv)	電流(mA)	mAs	撮影距離(cm)	グリッド比
新生児期	60	320	1.6	120	8:1
乳児期	80	320	1.9	120	8:1
幼児期前期	80	320	1.9	120	8:1
幼児期後期	80	320	1.9	120	8:1
学童期	85	320	2.5	120	8:1
思春期	92	200	2.4	120	8:1

撮影方法

準備

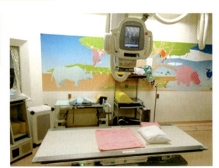

- 10 kg 以下：六切　・10 kg 以上：四切

1

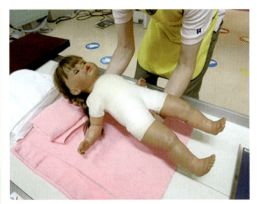

頭を支えながら臥位パネルに上向きで寝かせる。

2

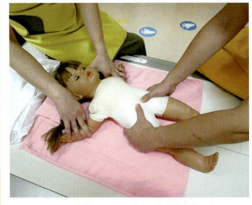

頭部と肘を固定し，もう1人が骨盤部と両下肢を固定する。

3

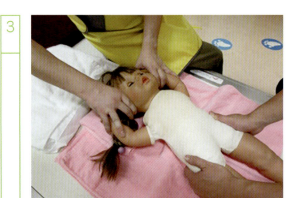

頭側の人が両肘と頭部を固定し下顎を挙上させる。もう1人が骨盤部と両下肢を固定する。吸気で撮影する。

CHECK POINT！

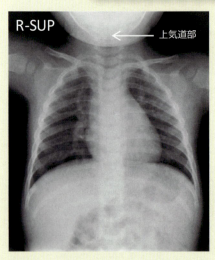

撮影範囲・中心X線
- 上気道部から横隔膜を含む。
- 両乳頭の高さで正中線上に入射する。

画像
- 鎖骨・肋骨が左右対称である。
- 吸気（横隔膜が後部肋骨の第8肋骨と交叉している）。
- 縦隔内の気管，肺血管が明瞭に描出されている。
- 脊椎と肺の境界が明瞭に描出されている。

Section 4
胸部側臥位正面（デクビタス）

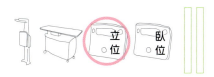

適応
・胸腔内遊離ガス，少量の胸水の観察。

年齢区分	電圧(kv)	電流(mA)	mAs	撮影距離(cm)	グリッド比
新生児期	70	320	1.9	120	8:1
乳児期	100	320	2.5	120	8:1
幼児期前期	105	320	3.2	120	8:1
幼児期後期	105	320	3.8	120	8:1
学童期	100	500	5	120	8:1
思春期	120	200	8	120	8:1

撮影方法

準備

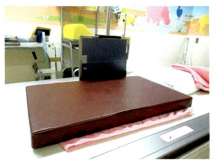

・5cm程度のマット
・カセッテホルダー　・グリッド（＋）

1

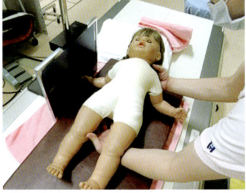

患者の頭を支えながらマットに上向きで寝かせる。

2

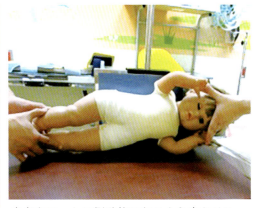

患者をマットに側臥位になるよう寝かせる。

3

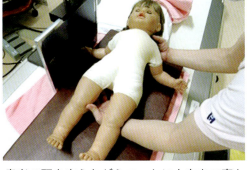

頭側の人は上肢と頭部を一緒に固定。足側の人は膝を抑えて下肢を固定する。吸気で撮影する。

CHECK POINT！

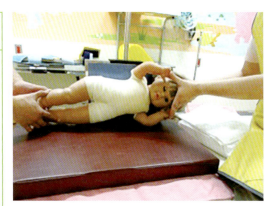

（両側に胸水あり）

撮影範囲・中心X線
・上気道部から横隔膜を含む。
・両乳頭の高さで正中線上に入射する。

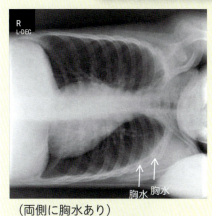

同一患者の胸部立位P-A像
（両側に胸水あり）

画像
・吸気（横隔膜が後部肋骨の第8肋骨と交叉している）。
・縦隔内の気管，肺血管は明瞭である。
・脊椎と肺の境界が明瞭である。

第Ⅴ章　撮影技術　胸腹部

Section 5
胸部クロステーブル側面

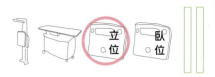

適応
- 気胸，縦隔気腫の観察。
- 立位，坐位が困難な場合。

年齢区分	電圧(kv)	電流(mA)	mAs	撮影距離(cm)	グリッド比
新生児期	73	320	1.9	120	8：1
乳児期	100	320	6.4	120	8：1
幼児期前期	105	320	8	120	8：1
幼児期後期	105	320	10.2	120	8：1
学童期	110	320	10.2	120	8：1
思春期	120	320	12.8	120	8：1

撮影方法

準備

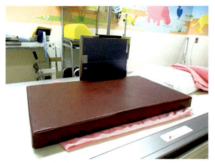

- 5 cm 程度のマット
- カセッテホルダー　・グリッド（＋）

1

患者の頭を支えながらマットに上向きで寝かせる。

2

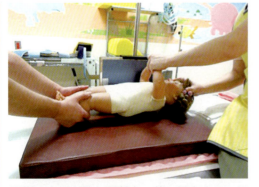

頭側の人は上肢と頭部を一緒に固定する。足側の人は膝を抑えて下肢を固定する。吸気で撮影する。

CHECK POINT！

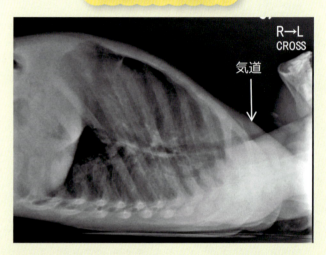

撮影範囲・中心 X 線
- 上気道部から横隔膜を含む。
- 肩甲骨の高さに入射する。

画像
- 椎体が側面を向いている。
- 気管，食道，大血管，心臓が同定可能。
- 吸気（横隔膜が後部肋骨の第 8 肋骨と交叉している）。

Section 6
気道異物評価の撮影

適応
- 気道内異物確認。
- チェックバルブによる air trapping。

撮影方法
- 胸部立位正面撮影（本章 Section 1）を参照。
- 吸気・呼気の 2 相を撮影。
- 呼気相がうまく撮影できない場合，患側を下にしたデクビタス撮影が有用。

画像所見

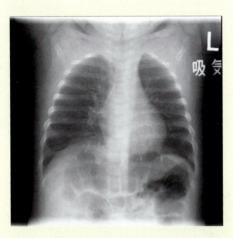
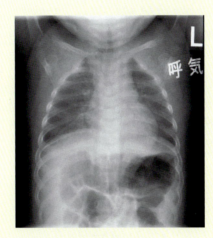

- 正常であれば呼気相での肺の容積は小さくなる。
- チェックバルブによる air trapping により肺の容積低下がない。

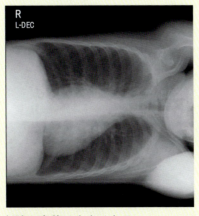

- 正常であれば下になった肺の容積は小さくなる。
- デクビタス時は下になった肺は強制呼気となるためチェックバルブによる air trapping により肺の容積低下がない。

Section 7
腹部立位正面

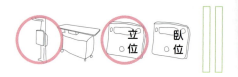

適応
・腹腔内遊離ガス，腸管内貯留ガスの観察。

年齢区分	電圧(kv)	電流(mA)	mAs	撮影距離(cm)	グリッド比
新生児期	65	320	3.2	150	10:1
乳児期	80	400	4	150	10:1
幼児期前期	80	400	4.8	200	10:1
幼児期後期	80	400	8	200	10:1
学童期	80	200	12.6	200	10:1
思春期	80	200	20	200	10:1

撮影方法

準備

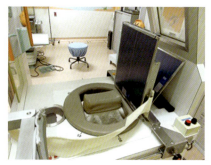

・グリッド（＋）
・10 kg 以下：六切　・10 kg 以上：四切

1

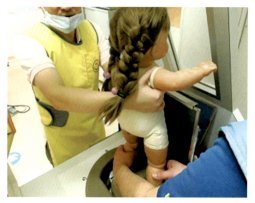

患者の上半身を支える。もう1人が両足を撮影台に誘導する。

2

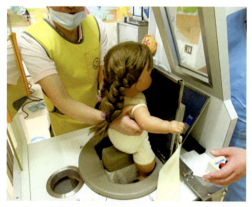

患者を鞍馬に座らせたら1人が患者の正面に回る。

3

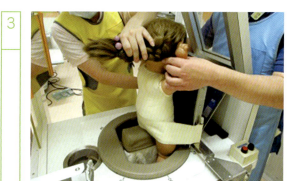

正面の人が両肘と頭部を一緒に固定。側面の人は腰部をベルトで固定する。呼気で撮影する。

CHECK POINT！ チェックポイント

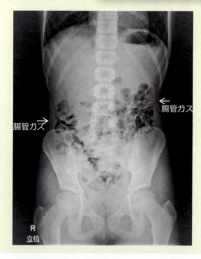

撮影範囲
・**中心 X 線**
・横隔膜から恥骨結合を含む。
・腸骨稜の高さに入射する。

画像
・肋骨・骨盤が左右対称である。
・ガスパターンは明瞭である。

Point！
＜1人で撮影する場合＞
腰ベルトを用い，鏡を見ながらねじれ等がないか確認する。呼吸のタイミングをみて撮影する。

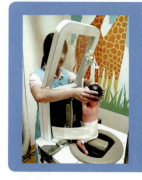

Section 8
腹部臥位正面

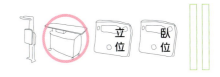

適応
- 腹部スクリーニング。
- 肝臓, 腎臓の観察。
- 腹腔内遊離ガス, 腸管内貯留ガスの観察。

年齢区分	電圧(kv)	電流(mA)	mAs	撮影距離(cm)	グリッド比
新生児期	65	320	3.2	120	8:1
乳児期	70	400	4	120	8:1
幼児期前期	70	400	5	120	8:1
幼児期後期	70	400	8	120	8:1
学童期	70	200	12.6	120	8:1
思春期	70	200	20	120	8:1

撮影方法

準備

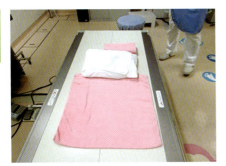

- タオル（大）

1

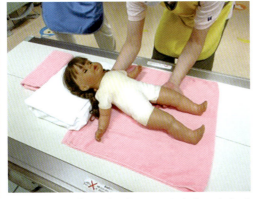

頭を支えながら臥位パネルに上向きで寝かせる。

2

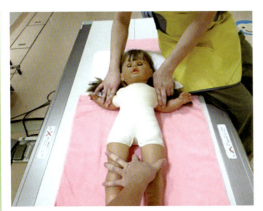

患者の頭側の人は上肢と頭部を一緒に固定する。足側の人は両膝を抑え下肢を固定する。呼気で撮影する。

CHECK POINT！

（画像中ラベル：腸管ガス →、← 腸管ガス、← 腸管ガス、R-SUP）

撮影範囲・中心X線
- 横隔膜から恥骨結合を含む。
- 腸骨稜の高さに入射する。

画像
- 肋骨・骨盤が左右対称である。
- ガスパターンが明瞭に描出されている。

第Ⅴ章　撮影技術　胸腹部

Section 9
腹部側臥位正面（デクビタス）

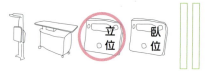

適応
- 腹腔内遊離ガス，腸管内貯留ガスの観察。
- 立位が困難な場合。

年齢区分	電圧(kv)	電流(mA)	mAs	撮影距離(cm)	グリッド比
新生児期	65	320	3.2	120	8：1
乳児期	80	400	4	120	8：1
幼児期前期	80	400	5	120	8：1
幼児期後期	80	400	8	120	8：1
学童期	80	200	12.6	120	8：1
思春期	80	200	20	120	8：1

撮影方法

準備

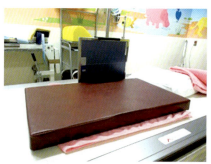

- 5 cm 程度のマット
- カセッテホルダー　・グリッド（＋）

1

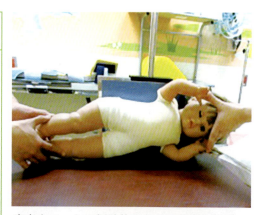

患者の頭を支えながらマットに上向きで寝かせる。

2

患者をマットに側臥位になるよう寝かせる。

3

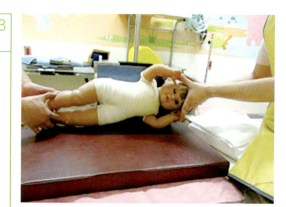

頭側の人は上肢と頭部を一緒に固定。足側の人は膝を抑えて下肢を固定する。吸気で撮影する。

CHECK POINT！

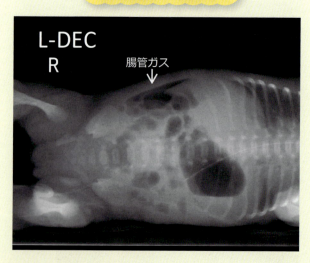

撮影範囲・中心 X 線
- 横隔膜から恥骨結合を含む。
- 腸骨稜の高さに入射する。

画像
- 肋骨・骨盤が左右対称である。
- ガスパターンが明瞭に描出されている。

Section 10
腹部クロステーブル側面

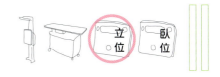

適応
- 腹腔内遊離ガス，腸管内貯留ガスの観察。
- 立位が困難な場合。
- 異物誤飲時の位置確認。

年齢区分	電圧(kv)	電流(mA)	mAs	撮影距離(cm)	グリッド比
新生児期	65	320	5.1	120	8:1
乳児期	85	400	4.8	120	8:1
幼児期前期	85	400	8	120	8:1
幼児期後期	85	400	12.8	120	8:1
学童期	85	200	25	120	8:1
思春期	90	200	50	120	8:1

撮影方法

準備
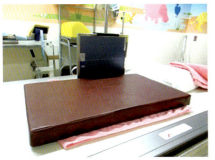
- 5 cm 程度のマット
- カセッテホルダー　・グリッド（＋）

1
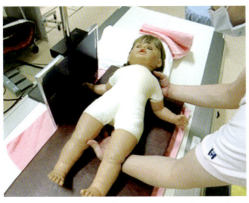
患者の頭を支えながらマットに上向きで寝かせる。

2
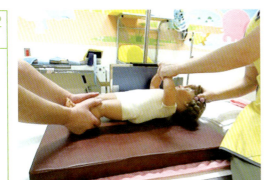
頭側の人は上肢と頭部を一緒に固定する。足側の人は膝を抑えて下肢を固定する。吸気で撮影する。

CHECK POINT！
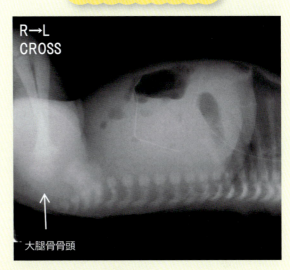
大腿骨骨頭

撮影範囲・中心X線
- 横隔膜から恥骨結合を含む。
- 腸骨稜の高さに入射する。

画像
- 椎体が側面を向いている。
- 大腿骨骨頭および骨盤が重なっている。
- ガスパターンが明瞭に描出されている。

Section 11
異物誤飲時撮影

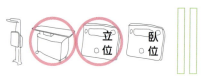

適応
- 胸腹部の異物誤飲の確認。
- 異物の位置確認。

撮影方法

準備

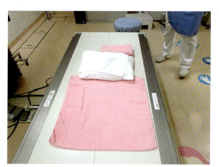

・タオル（大）

1

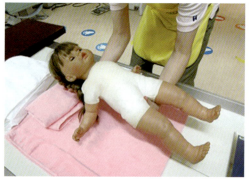

頭を支えながら臥位パネルに上向きで寝かせる。
※異物と同じものがあれば肩や鼠径部にテープで固定し照射野内に入れて撮影する。

2

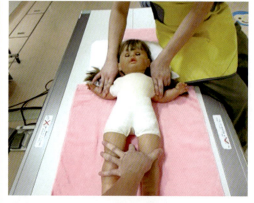

患者の頭側の人は上肢と頭部を一緒に固定する。足側の人は膝を抑えて下肢を固定し撮影する。

3

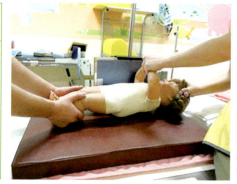

異物確認できた場合は，患者の位置を動かさずクロステーブルにて側面撮影する。
※腹部クロステーブル側面（本章Section 10）を参照

CHECK POINT！

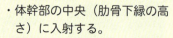

撮影範囲・中心X線
- 鼻咽腔から恥骨を含む。
- 体幹部の中央（肋骨下縁の高さ）に入射する。

画像
- 肋骨・骨盤が左右対称である。
- ガスパターンが明瞭である。
- 縦隔部，椎体が明瞭である。

※照射野内に異物と同じものを含めて撮影した場合は→マーカーを入れる。

異物が腹部に確認できた場合は

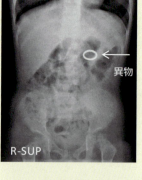
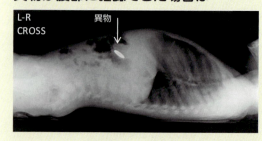

撮影範囲・中心X線
- 横隔膜から恥骨を含む。
- 腸骨稜の高さに入射する。

画像
- 椎体が側面である。
- 大腿骨骨頭および骨盤が重なっている。

Section 12
KUB

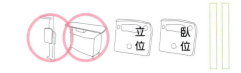

適応
- 腎臓，尿管，膀胱の観察。
- 遊走腎，馬蹄腎。
- 腎臓，尿管，膀胱内の結石。

年齢区分	電圧(kv)	電流(mA)	mAs	撮影距離(cm)	グリッド比
新生児期	65	320	3.2	120	8：1
乳児期	70	400	4	120	8：1
幼児期前期	70	400	4.8	120	8：1
幼児期後期	70	400	8	120	8：1
学童期	70	200	12.6	120	8：1
思春期	70	200	20	120	8：1

撮影方法

準備

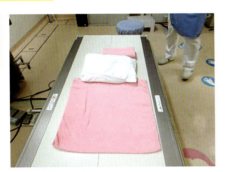

- タオル（大）

1

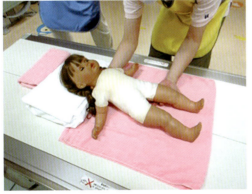

頭を支えながら臥位パネルに上向きで寝かせる。

2

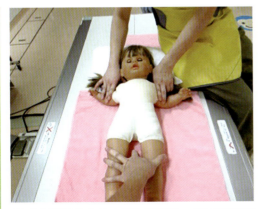

患者の頭側の人は上肢と頭部を一緒に固定する。足側の人は膝を抑えて下肢を固定する。呼気で撮影する。

CHECK POINT！

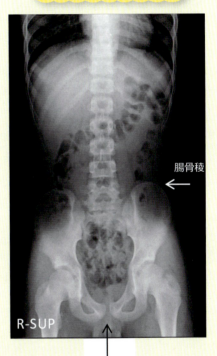

撮影範囲・中心X線
- 腎臓から恥骨結合（膀胱）を含む。
- 両腸骨稜の中央，正中線上に入射する。

画像
- 肋骨・骨盤が左右対称である。
- 消化管ガスパターンが明瞭に描出されている。
- KUB（kidney, ureter, bladder）を診るため，腎臓から恥骨結合下縁までを撮影。

第Ⅵ章

撮影技術　上 肢

Section 1　肩関節正面（立位）
Section 2　肩関節正面（臥位）
Section 3　肩関節軸位
Section 4　肩関節スカプラY法（立位）
Section 5　肩関節スカプラY法（臥位）
Section 6　肩関節下垂位正面
Section 7　肩関節最大挙上位
Section 8　上腕骨正面
Section 9　上腕骨側面
Section 10　上肢全長正面
Section 11　上肢全長側面
Section 12　肘関節正面
Section 13　肘関節側面
Section 14　肘関節内旋位
Section 15　肘関節外旋位
Section 16　前腕骨正面
Section 17　前腕骨側面
Section 18　手関節正面
Section 19　手関節側面
Section 20　手部正面
Section 21　手部斜位
Section 22　手部側面
Section 23　第1・2指間最大開大位
Section 24　指骨正面
Section 25　指骨側面

Section 1
肩関節正面（立位）

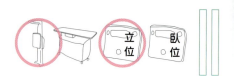

適応

- 肩峰下腔，上腕骨，鎖骨の骨折や骨変形，骨折に伴う関節の変形。

年齢区分	電圧(kv)	電流(mA)	mAs	撮影距離(cm)	グリッド比
新生児期	55	200	2.0	100	－
乳児期	55	200	2.4	100	－
幼児期前期	55	200	3.2	100	－
幼児期後期	55	200	4.0	100	－
学童期	70	200	10.0	150	10：1
思春期	70	200	16.0	150	10：1

撮影方法

準備

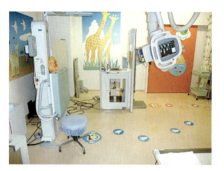

- 管球を頭尾20°
- 椅子

1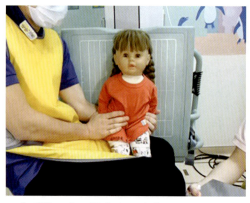

1人が膝の上に横向きに患者を抱え，患者の体をしっかりと支え保持する。

2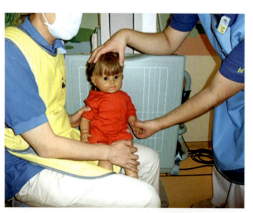

もう1人が頭を支え肩関節が正面となるように撮影する。※上肢は中間位

CHECK POINT！

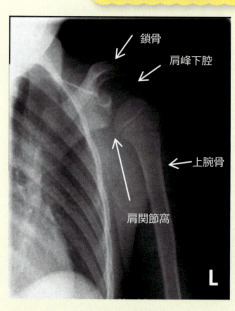

撮影範囲・中心X線
- 上腕骨および肩関節を含む。
- 肩関節に，頭尾方向20°で入射する。

画像
- 肩関節窩が描出されている。
- 肩峰と鎖骨が重なり肩峰下腔が広く描出されている。

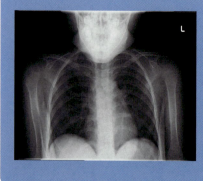

Point！
上肢を動かさないなどの主訴がある場合は両肩関節および両鎖骨を1枚で撮影すること！
その際は，管球は振らずに垂直に！
鎖骨骨折の可能性がある。

Section 2
肩関節正面（臥位）

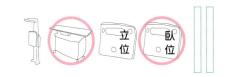

適応
- 肩峰下腔，上腕骨，鎖骨の骨折や骨変形，骨折に伴う関節の変形。
- 立位が困難な時。

年齢区分	電圧(kv)	電流(mA)	mAs	撮影距離(cm)	グリッド比
新生児期	55	200	2.0	100	−
乳児期	55	200	2.4	100	−
幼児期前期	55	200	3.2	100	−
幼児期後期	55	200	4.0	100	−
学童期	70	200	10.0	120	8:1
思春期	70	200	16.0	120	8:1

撮影方法

準備

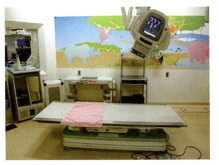

- タオル
- 管球を頭尾 20°

1

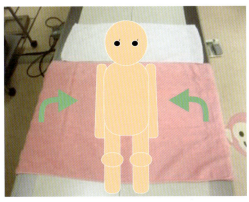

タオルを広げ患者を寝かせる。体をタオルで巻き保持する。

2

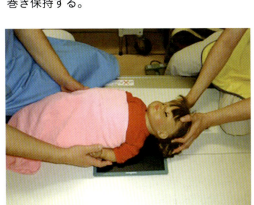

1人が頭を支え，もう1人が体幹部を保持し，肩関節が正面となるように撮影する。

CHECK POINT！

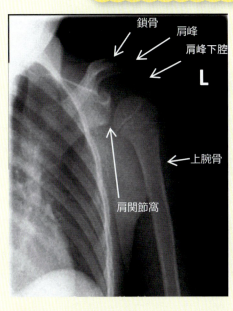

撮影範囲・中心X線
- 上腕骨および肩関節を含む。
- 肩関節に，頭尾方向20°で入射する。

画像
- 肩関節窩が描出されている。
- 肩峰と鎖骨が重なり肩峰下腔が広く描出されている。

Point！

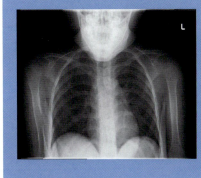

上肢を動かさないなどの主訴がある場合は両肩関節および両鎖骨を1枚で撮影すること！
その際は，管球は振らずに垂直に！
鎖骨骨折の可能性がある。

Section 3
肩関節軸位

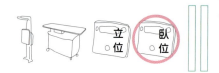

適応
- 骨折や骨変形，骨折に伴う関節の変形。
- 骨髄炎。

年齢区分	電圧(kv)	電流(mA)	mAs	撮影距離(cm)	グリッド比
新生児期	55	200	2.4	100	−
乳児期	55	200	3.2	100	−
幼児期前期	55	200	4.0	100	−
幼児期後期	55	200	5.0	100	−
学童期	55	200	6.4	100	−
思春期	55	200	10.0	100	−

撮影方法

準備

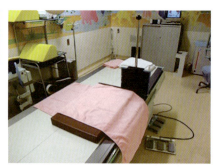

- タオル
- マット
- カセッテホルダー

1

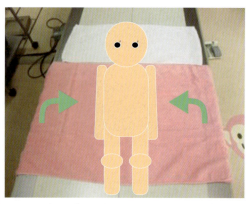

タオルを広げ患者を寝かせる。体をタオルで巻き保持する。

2

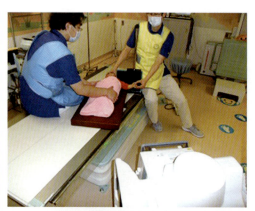

頭部および体幹部，患側上肢をそれぞれ保持する。X線は足頭方向体軸に対し約30°入射。

3

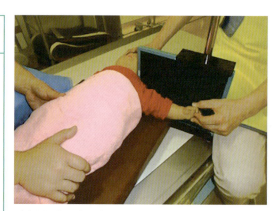

患側上肢は中間位

CHECK POINT !

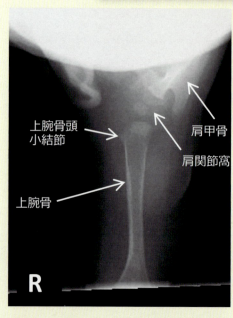

撮影範囲・中心X線
- 上腕骨および肩関節を含む。
- 腋窩に入射する。

画像
- 肩関節窩が描出されている。
- 上腕骨頭小結節が前方に描出されている。
- 正面像では観察できない上腕骨や肩甲骨の軸位像（前後縁）が描出されている。

Section 4
肩関節スカプラY法（立位）

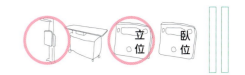

適応
- 骨折や骨変形，骨折に伴う関節の変形。
- 肩関節骨折，烏口突起骨折，肩峰骨折，脱臼，骨腫瘍の観察。

年齢区分	電圧(kv)	電流(mA)	mAs	撮影距離(cm)	グリッド比
新生児期	55	200	3.2	100	—
乳児期	55	200	5.0	100	—
幼児期前期	55	200	6.4	100	—
幼児期後期	55	200	8.0	100	—
学童期	75	200	20.0	150	10：1
思春期	75	200	32.0	150	10：1

撮影方法

準備

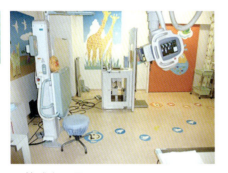

- 管球を頭尾 20°
- 椅子

1

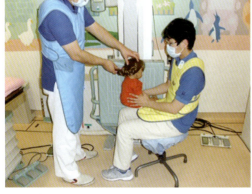

1人が膝の上に後ろ向きに患者を抱え患者の体をしっかり支え保持する。

2

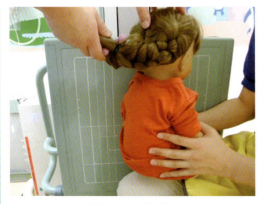

もう1人が患側肩甲骨が軸位となるよう患者を斜めに向かせ，頭部を保持する。

CHECK POINT !

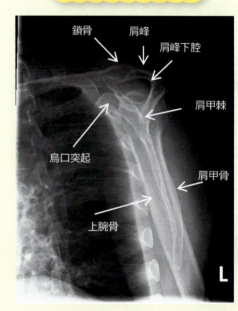

鎖骨／肩峰／肩峰下腔／肩甲棘／烏口突起／肩甲骨／上腕骨

撮影範囲・中心X線
- 肩峰，烏口突起，鎖骨を含む。
- 肩甲棘に，頭尾方向 20° で入射する。

画像
- 肩甲骨が軸位像として描出されている。
- 肩甲骨と上腕骨が重なっている。
- 肩峰下腔を肩甲骨側面として投影する。

第Ⅵ章　撮影技術　上肢

Section 5
肩関節スカプラY法（臥位）

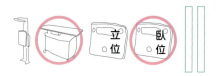

適応
- 骨折や骨変形，骨折に伴う関節の変形。
- 肩関節骨折，烏口突起骨折，肩峰骨折，脱臼，骨腫瘍の観察。
- 立位が困難な時。

年齢区分	電圧(kv)	電流(mA)	mAs	撮影距離(cm)	グリッド比
新生児期	55	200	3.2	100	−
乳児期	55	200	5.0	100	−
幼児期前期	55	200	6.4	100	−
幼児期後期	55	200	8.0	100	−
学童期	75	200	20.0	120	8：1
思春期	75	200	32.0	120	8：1

撮影方法

準備

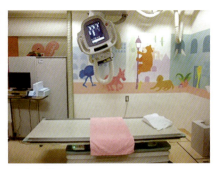

- タオル
- 管球を頭尾20°

1

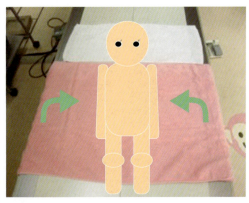

タオルを広げ患者を仰向けで寝かせる。体をタオルで巻き保持する。

2

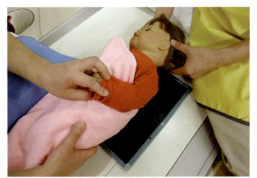

もう1人が患側肩甲骨が軸位となるよう患者を斜めに向かせ，頭部を保持する。
※仰臥位なので患側が浮く。

CHECK POINT！

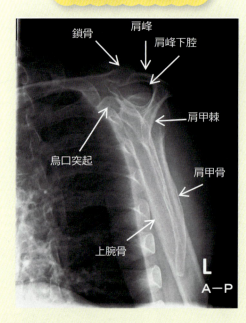

撮影範囲・中心X線
- 肩峰，烏口突起，鎖骨を含む。
- 肩甲棘に，尾頭方向20°で入射する。

画像
- 肩甲骨が軸位像として描出されている。
- 肩甲骨と上腕骨が重なっている。
- 肩峰下腔を肩甲骨側面として投影する。

Section 6
肩関節下垂位正面

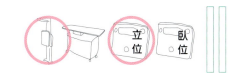

適応
・肩関節不安定症の評価・診断。

年齢区分	電圧(kv)	電流(mA)	mAs	撮影距離(cm)	グリッド比
新生児期	55	200	2.0	100	−
乳児期	55	200	2.4	100	−
幼児期前期	55	200	3.2	100	−
幼児期後期	55	200	4.0	100	−
学童期	70	200	10.0	150	10：1
思春期	70	200	16.0	150	10：1

撮影方法

準備

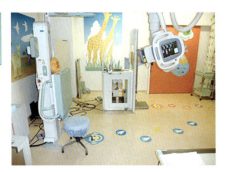

・ウェイト 3 kg × 2 個
・椅子

1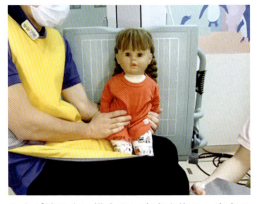

1 人が膝の上に横向きに患者を抱え，患者の体をしっかりと支え保持する。

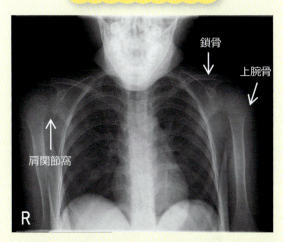

チェックポイント CHECK POINT！

撮影範囲・中心 X 線
・両上腕骨および肩関節を含む。
・両肩関節の中点に入射する。

画像
・肩関節窩が描出されている。
・左右の肩関節が対称に描出されている。

2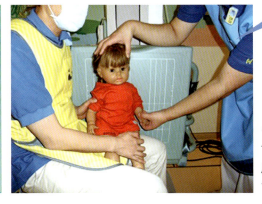

Point！
動揺性肩関節の程度に応じ，負荷をかける必要がある。

もう 1 人が頭部を支え体幹が正面を向くように保持する。上肢を下に垂直に引っ張り荷重をかける。成人は手首にウェイト 3 kg を固定し両肩を同時に 1 枚で撮影する。

Section 7
肩関節最大挙上位

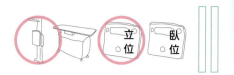

適応
・肩関節不安定症。

年齢区分	電圧(kv)	電流(mA)	mAs	撮影距離(cm)	グリッド比
新生児期	55	200	2.0	100	−
乳児期	55	200	2.4	100	−
幼児期前期	55	200	3.2	100	−
幼児期後期	55	200	4.0	100	−
学童期	70	200	10.0	150	10:1
思春期	70	200	16.0	150	10:1

撮影方法

準備

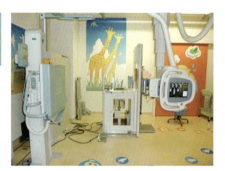

・椅子

1

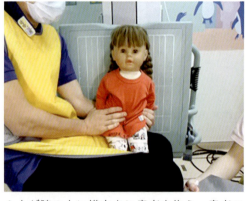

1人が膝の上に横向きに患者を抱え，患者の体をしっかりと支え保持する。上体をIPに対して平行にする。

2

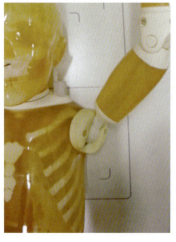

上肢は自然下垂位から前方に挙上し，最大挙上点で静止し撮影する。
※上肢は中間位

CHECK POINT!

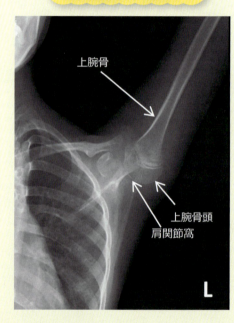

撮影範囲・中心X線
・上腕骨および肩関節を含む。
・肩関節に入射する。

画像
・肩甲骨関節面が上方を向く。
・上腕骨は軸位像に近くに描出されている。
・関節窩と上腕骨頭の位置関係が描出されている。

Section 8
上腕骨正面

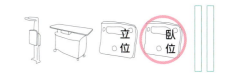

適応
- 骨折や骨変形，骨折に伴う関節の変形，骨腫瘍の観察。

年齢区分	電圧(kv)	電流(mA)	mAs	撮影距離(cm)	グリッド比
新生児期	50	200	1.2	100	−
乳児期	50	200	1.2	100	−
幼児期前期	50	200	1.8	100	−
幼児期後期	50	200	1.8	100	−
学童期	55	200	2.4	150	−
思春期	55	200	3.6	150	−

撮影方法

準備

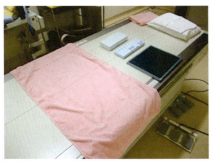

- タオル
- スタイロフォーム®

1

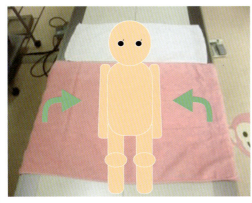

タオルを広げ患者を仰向けで寝かせる。体をタオルで巻き保持する。

2

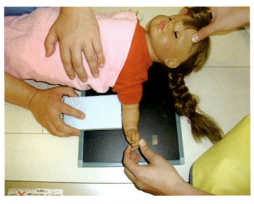

頭部および体幹部，患側上肢をそれぞれが保持する。
※肘関節が正面を向く肢位として撮影する。

CHECK POINT！

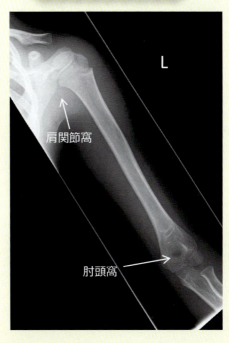

肩関節窩
肘頭窩

撮影範囲・中心X線
- 肩関節から肘関節を含む。
- 上腕骨の中心に入射する。

画像
- 肘関節が正面を向く。
- 骨頭と肩関節窩が重なるが関節面が描出されている。

第Ⅵ章 撮影技術 上肢

Section 9
上腕骨側面

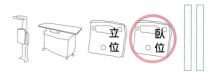

適 応
- 骨折や骨変形，骨折に伴う関節の変形，骨腫瘍の観察。

年齢区分	電圧(kv)	電流(mA)	mAs	撮影距離(cm)	グリッド比
新生児期	50	200	1.2	100	−
乳児期	50	200	1.2	100	−
幼児期前期	50	200	1.8	100	−
幼児期後期	50	200	1.8	100	−
学童期	55	200	2.4	150	−
思春期	55	200	3.6	150	−

撮影方法

準備

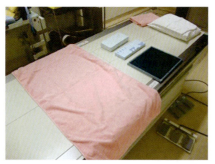

- タオル
- スタイロフォーム®

1

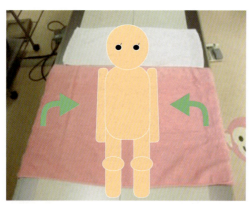

タオルを広げ患者を仰向けで寝かせる。体をタオルで巻き保持する。

2

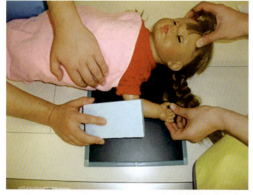

頭部および体幹部，患側上肢をそれぞれが保持する。
※上腕を回外し肘関節がPA方向に側面を向く。

CHECK POINT !

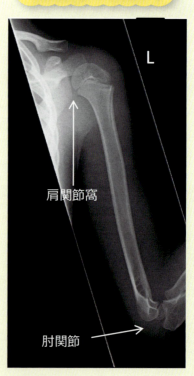

肩関節窩
肘関節

撮影範囲・中心X線
- 肩関節から肘関節を含む。
- 上腕骨の中心に入射する。

画像
- 肘関節がPA方向に側面を向く。
- 骨頭と肩関節窩が重なるが関節面が描出されている。

Section 10
上肢全長正面

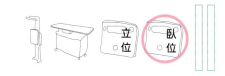

年齢区分	電圧(kv)	電流(mA)	mAs	撮影距離(cm)	グリッド比
新生児期	50	200	1.6	100	−
乳児期	50	200	1.6	100	−
幼児期前期	50	200	2.0	100	−
幼児期後期	53	200	2.4	100	−
学童期	53	200	2.4	100	−
思春期	55	200	3.6	100	−

適応
- 骨折や骨変形，骨折に伴う関節の変形，骨腫瘍の観察。
- 上腕骨〜前腕骨のアライメントの観察。

撮影方法

準備

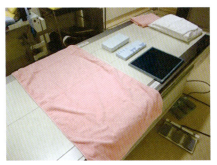

- タオル
- スタイロフォーム®

1

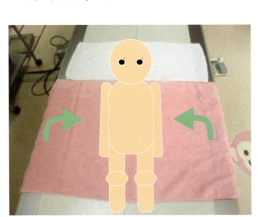

タオルを広げ患者を仰向けで寝かせる。体をタオルで巻き保持する。

2

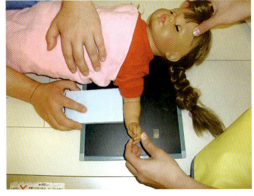

頭部および体幹部，患側上肢をそれぞれが保持する。

3

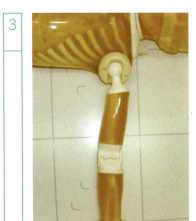

全長撮影時のみ前腕は回外位とし，指示がない場合は肘関節および手関節が正面となるよう撮影

CHECK POINT！

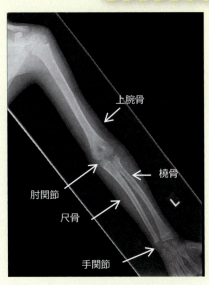

撮影範囲・中心X線
- 肩関節から手関節を含む。
- 肘関節中点に入射する。

画像
- 肘関節および手関節が正面を向く。
- 肘関節が伸展している。
- 上腕骨遠位端が正面を向く。

Point！
臥位撮影では肘関節は外旋位になりやすく，立位撮影では肘関節は内旋位になりやすい。

Section 11
上肢全長側面

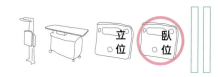

適応
- 骨折や骨変形，骨折に伴う関節の変形，骨腫瘍の観察。
- 上腕骨〜前腕骨側面のスクリーニング。

年齢区分	電圧(kv)	電流(mA)	mAs	撮影距離(cm)	グリッド比
新生児期	50	200	1.6	100	−
乳児期	50	200	1.6	100	−
幼児期前期	50	200	2.0	100	−
幼児期後期	53	200	2.4	100	−
学童期	53	200	2.4	100	−
思春期	55	200	3.6	100	−

撮影方法

準備

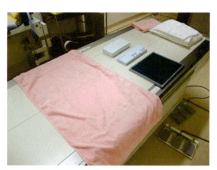

- タオル
- スタイロフォーム®

1

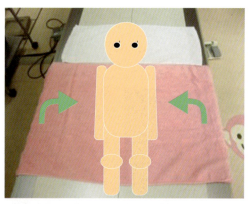

タオルを広げ患者を仰向けで寝かせる。体をタオルで巻き保持する。

2

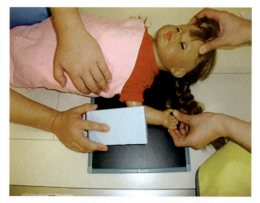

頭部および体幹部，患側上肢をそれぞれが保持する。肘を90°曲げ上腕を回外する。

3

全長撮影時のみ前腕は回外位とし，指示がない場合は肘関節および手関節が側面となるように撮影する。

CHECK POINT！

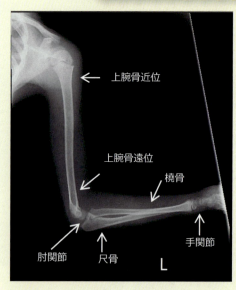

撮影範囲・中心X線
- 肩関節から手関節を含む。
- 上腕骨と前腕骨の中点を垂直に結んだ点に入射する。

画像
- 肘関節は可能な限り90°屈曲する。
- 肘関節および手関節が側面を向く。

Section 12
肘関節正面

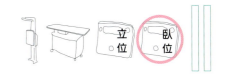

適応
- 肘関節部の骨折や骨折に伴う関節の変形の観察。
- 上腕骨顆上骨折，肘内障，橈尺骨癒合症，骨腫瘍，離断性骨軟骨炎，内反肘，外反肘。

年齢区分	電圧(kv)	電流(mA)	mAs	撮影距離(cm)	グリッド比
新生児期	50	200	1.2	100	−
乳児期	50	200	1.2	100	−
幼児期前期	50	200	1.6	100	−
幼児期後期	52	200	2.0	100	−
学童期	53	200	2.0	100	−
思春期	55	200	2.0	100	−

撮影方法

準備

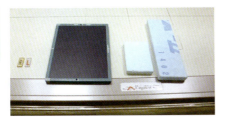

・スタイロフォーム®

1

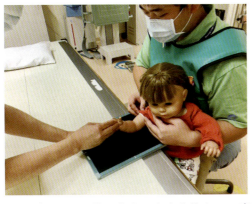

1人が膝の上に後ろ向きに患者を抱える。寝台に向かって座らせ，患者の体をしっかりと保持する。

CHECK POINT！

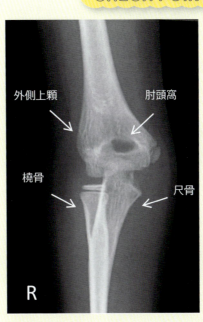

撮影範囲・中心X線
- 前腕1/3～から上腕1/3を含む。
- 肘関節中点に入射する。

画像
- 橈骨と尺骨は重複して描出されている。
- 肘内障を疑う場合，軟部組織を評価する。
- 外側上顆と内側上顆の中間に肘頭窩が描出されている。

2

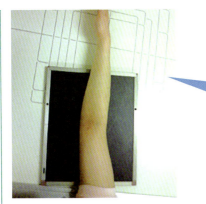

可能な限り肩と同じ高さに撮影台を上げ，もう1人が肘を伸展させ，前腕は回内外中間位の肢位にて撮影する。

Point！
受傷時は肘を90°屈曲，前腕を回内外中間位の肢位にてギプス固定する。長期経過観察を行うため，体位が容易なギプス固定時と同様の肢位（前腕回内外中間位）で普段から撮影を行う。

Section 13
肘関節側面

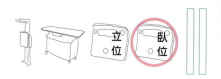

適応
- 肘関節部の骨折や骨折に伴う関節の変形。
- 上腕骨顆上骨折，肘内障，橈尺骨癒合症，骨腫瘍，離断性骨軟骨症の観察。

年齢区分	電圧(kv)	電流(mA)	mAs	撮影距離(cm)	グリッド比
新生児期	50	200	1.2	100	−
乳児期	50	200	1.2	100	−
幼児期前期	50	200	1.6	100	−
幼児期後期	52	200	2.0	100	−
学童期	53	200	2.0	100	−
思春期	55	200	2.0	100	−

撮影方法

準備

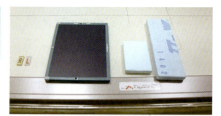

・スタイロフォーム®

1

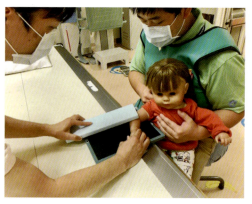

1人が膝の上に後ろ向きに患者を抱える。寝台に向かって座らせ，患者の体をしっかりと保持する。

2

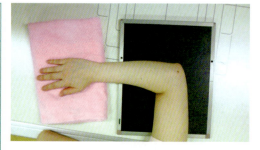

可能な限り肩と同じ高さに撮影台を上げ，もう1人が肘を90°屈曲させ，前腕は回内外中間位の肢位にて撮影する。

CHECK POINT！

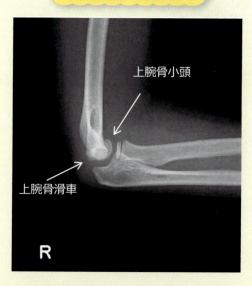

上腕骨小頭
上腕骨滑車
R

撮影範囲・中心X線
- 前腕1/3〜から上腕1/3を含む。
- 肘関節中点に入射する。

画像
- 上腕骨滑車および上腕骨小頭が同心円に描出されている。
- 橈骨，尺骨はほぼ分離して描出されている。

Section 14
肘関節内旋位

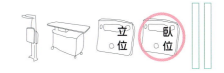

適応
- 上腕骨顆部，橈骨，尺骨の斜位像の観察。
- 肘関節内骨折，脱臼，離断性骨軟骨炎。
- 肘関節の正面像と側面像で観察できない関節間隙腔。

年齢区分	電圧(kv)	電流(mA)	mAs	撮影距離(cm)	グリッド比
新生児期	50	200	1.2	100	−
乳児期	50	200	1.2	100	−
幼児期前期	50	200	1.6	100	−
幼児期後期	52	200	2.0	100	−
学童期	53	200	2.0	100	−
思春期	55	200	2.0	100	−

撮影方法

準備
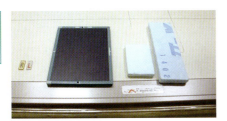
・スタイロフォーム®

1
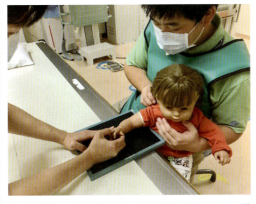
1人が膝の上に後ろ向きに患者を抱える。寝台に向かって座らせ，患者の体をしっかりと保持する。

CHECK POINT !
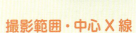

外側上顆　内側上顆　尺骨　橈骨

撮影範囲・中心X線
- 前腕1/3〜から上腕1/3を含む。
- 肘関節中点に入射する。

画像
- 橈骨と尺骨近位部は重複して描出されている。
- 肘内障を疑う場合，軟部組織を評価する。
- 外側上顆と鈎突窩の門が広く描出されている。

2
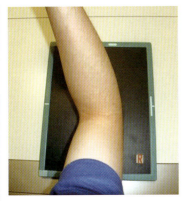
可能な限り肩と同じ高さに撮影台を上げ，前腕は回内外中間位の肢位にし，肘関節面を45°内旋斜位にて撮影する。

第Ⅵ章　撮影技術　上肢

Section 15
肘関節外旋位

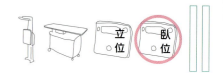

適応
- 上腕骨顆部，橈骨，尺骨の斜位像の観察。
- 肘関節内骨折，脱臼，離断性骨軟骨炎。
- 肘関節の正面像と側面像で観察できない関節間隙腔。

年齢区分	電圧(kv)	電流(mA)	mAs	撮影距離(cm)	グリッド比
新生児期	50	200	1.2	100	—
乳児期	50	200	1.2	100	—
幼児期前期	50	200	1.6	100	—
幼児期後期	52	200	2.0	100	—
学童期	53	200	2.0	100	—
思春期	55	200	2.0	100	—

撮影方法

準備

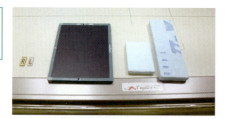

・スタイロフォーム®

1

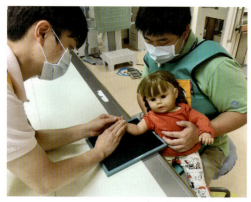

1人が膝の上に後ろ向きに患者を抱える。寝台に向かって座らせ，患者の体をしっかりと保持する。

2

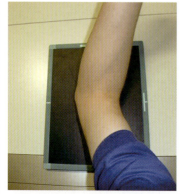

可能な限り肩と同じ高さに撮影台を上げ，前腕は回内外中間位の肢位にし，肘関節面を45°外旋斜位にて撮影する。

CHECK POINT！

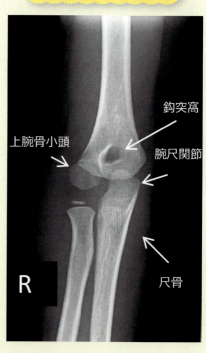

撮影範囲・中心X線
- 前腕1/3〜から上腕1/3を含む。
- 肘関節中点に入射する。

画像
- 腕尺関節腔が描出される。
- 尺骨に重複する橈骨頭の関節面が描出されている。
- 外側上顆と鉤突窩の間が広く描出されている。

Section 16
前腕骨正面

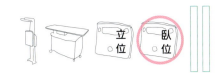

適応
- 尺骨や橈骨の骨折及び骨折に伴う関節の変形の観察。
- 若木骨折。

年齢区分	電圧(kv)	電流(mA)	mAs	撮影距離(cm)	グリッド比
新生児期	50	200	1.0	100	−
乳児期	50	200	1.2	100	−
幼児期前期	50	200	1.6	100	−
幼児期後期	50	200	1.6	100	−
学童期	50	200	2.0	100	−
思春期	50	200	2.0	100	−

撮影方法

準備
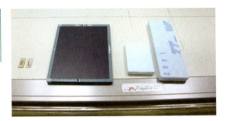
・スタイロフォーム®

1
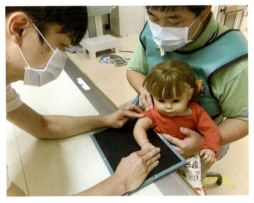
1人が膝の上に後ろ向きに患者を抱える。寝台に向かって座らせ、患者の体をしっかりと保持する。

CHECK POINT！

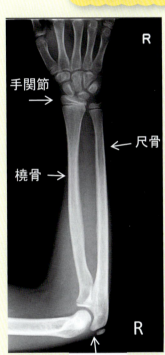

撮影範囲
・**中心X線**
・手関節から肘関節を含む。
・前腕骨中心に入射する。

画像
・腕尺関節裂隙を認める。
・橈骨と尺骨は分離して描出されている。
・肘関節は側面、手関節は正面を向く。

2
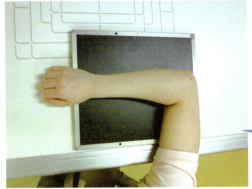
可能な限り肩と同じ高さに撮影台を上げ、もう1人が肘を90°屈曲させ、前腕は回内外中間位の肢位にて撮影する。

Point！
前腕骨回旋障害があっても中間位であれば一定の肢位が可能である。
ただし、上腕骨の肢位を一定に保つのが難しい。

Section 17
前腕骨側面

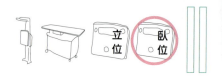

適応
- 橈骨や尺骨の骨折および骨折に伴う関節の変形の観察。
- 若木骨折。

年齢区分	電圧(kv)	電流(mA)	mAs	撮影距離(cm)	グリッド比
新生児期	50	200	1.2	100	—
乳児期	50	200	1.2	100	—
幼児期前期	50	200	1.6	100	—
幼児期後期	52	200	2.0	100	—
学童期	53	200	2.0	100	—
思春期	55	200	2.0	100	—

撮影方法

準備
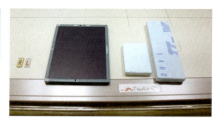
・スタイロフォーム®

1
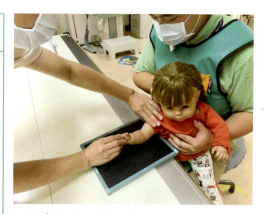
1人が膝の上に後ろ向きに患者を抱える。寝台に向かって座らせ、患者の体をしっかりと保持する。

2
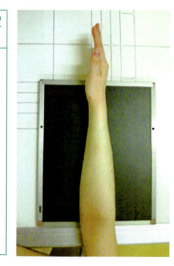
可能な限り肩と同じ高さに撮影台を上げ、もう1人が肘を伸展させ、前腕は回内外中間位の肢位にて撮影する。

CHECK POINT！
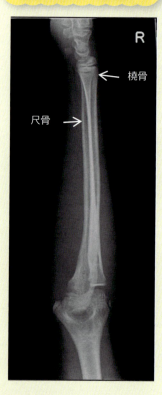

撮影範囲・中心X線
- 手関節から肘関節を含む。
- 前腕骨中心に入射する。

画像
- 滑車および上腕骨小頭が同心円に描出されている。
- 橈骨・尺骨は重複して描出されている。
- 肘関節は正面、手関節は側面を向いている。

Section 18
手関節正面

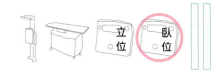

適応
- 手関節部（橈骨，尺骨，手根骨）の観察。
- 手根骨部の骨折，骨変形，骨配列，脱臼，関節腔。

年齢区分	電圧(kv)	電流(mA)	mAs	撮影距離(cm)	グリッド比
新生児期	50	200	1.0	100	−
乳児期	50	200	1.0	100	−
幼児期前期	50	200	1.0	100	−
幼児期後期	50	200	1.2	100	−
学童期	55	200	1.2	100	−
思春期	55	200	1.2	100	−

撮影方法

準備

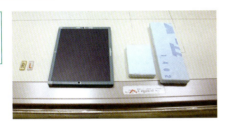

・スタイロフォーム®

1
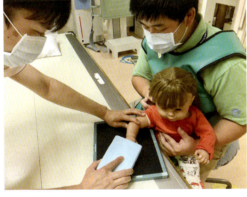
1人が膝の上に後ろ向きに患者を抱える。寝台に向かって座らせ，患者の体をしっかりと保持する。

2
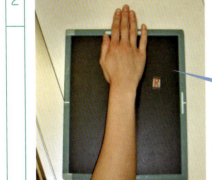
可能な限り肩と同じ高さに撮影台を上げ，もう1人が肘を90°屈曲させ，前腕は回内外中間位の肢位にて撮影する。

CHECK POINT！

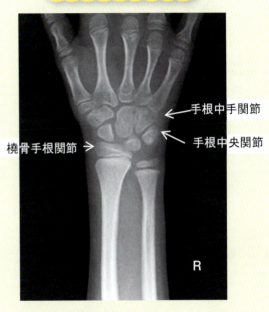

橈骨手根関節 → 　手根中手関節
　　　　　　　　 手根中央関節

撮影範囲・中心X線
- 前腕1/3～から手部1/3を含む。
- 手関節中点に入射する。
- くる病のS/Oの場合は指先まで含めて撮影する。

画像
- 手関節が正面を向く。
- 橈骨手根関節，手根中央関節，手根中手関節が描出されている。
- 茎状突起が描出されている。

Point！
前腕骨回旋障害があっても中間位であれば一定の肢位が可能である。
ただし，上腕骨の肢位を一定に保つのが難しい。

Section 19
手関節側面

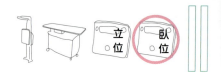

適応
- 手関節部（橈骨，尺骨，手根骨）の観察。
- 手根骨部の骨折，骨変形，骨配列，脱臼，関節腔。

年齢区分	電圧(kv)	電流(mA)	mAs	撮影距離(cm)	グリッド比
新生児期	50	200	1.0	100	ー
乳児期	50	200	1.0	100	ー
幼児期前期	50	200	1.0	100	ー
幼児期後期	50	200	1.2	100	ー
学童期	55	200	1.6	100	ー
思春期	55	200	1.6	100	ー

撮影方法

準備
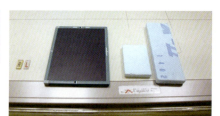
・スタイロフォーム®

1
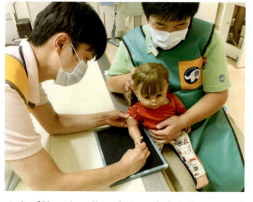
1人が膝の上に後ろ向きに患者を抱える。寝台に向かって座らせ，患者の体をしっかりと保持する。

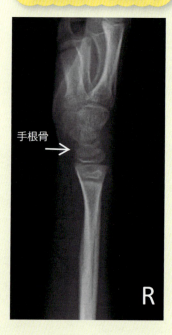

撮影範囲・中心X線
- 前腕1/3〜から手部1/3を含む。
- 手関節に入射する。

画像
- 手根骨・中手骨が重なる。
- 橈骨・尺骨が重なる。

2
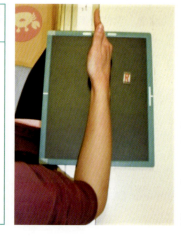
撮影台を下げ，肘を90°屈曲させ，前腕は回内外中間位の肢位のまま，第5指をカセッテ面につけ撮影する。

Section 20
手部正面

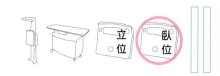

適応
- 手指骨，中手骨，手根骨の観察。
- 手根骨の骨折，関節の変形。
- 多指症，合指症。

年齢区分	電圧(kv)	電流(mA)	mAs	撮影距離(cm)	グリッド比
新生児期	50	200	1.0	100	−
乳児期	50	200	1.0	100	−
幼児期前期	50	200	1.0	100	−
幼児期後期	50	200	1.2	100	−
学童期	50	200	1.2	100	−
思春期	50	200	1.2	100	−

撮影方法

準備

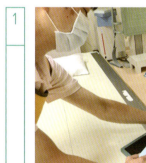

- スタイロフォーム®

1

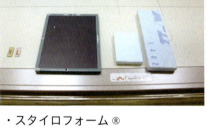

1人が膝の上に後ろ向きに患者を抱える。寝台に向かって座らせ，患者の体をしっかりと保持する。

3

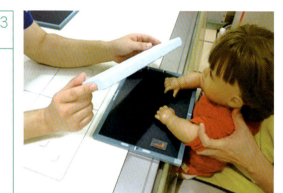

主訴がリウマチの患者の場合は，両手部を正面1枚で撮影する。

CHECK POINT！

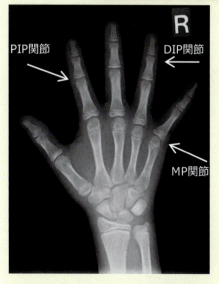

撮影範囲・中心X線
- 指先から手関節を含む。
- 第3中手指節関節（MP関節）に入射する。

2

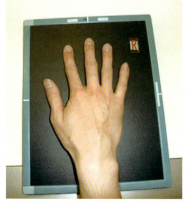

手が正面の状態で密着していることを確認し，スタイロフォーム®などで固定し撮影する。

画像
- 手は軽く開いた状態で正面を向く。
- 拇指が側面に近い像になっている。

DIP関節：遠位指節間関節
PIP関節：近位指節間関節
MP関節：中手指節間関節

第VI章　撮影技術　上肢

Section 21
手部斜位

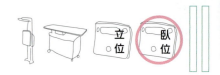

適応
- 手指骨，中手骨，手根骨の観察。
- 手根骨の骨折，関節の変形。
- 多指症，合指症。

年齢区分	電圧(kv)	電流(mA)	mAs	撮影距離(cm)	グリッド比
新生児期	50	200	1.0	100	―
乳児期	50	200	1.2	100	―
幼児期前期	50	200	1.2	100	―
幼児期後期	50	200	1.6	100	―
学童期	55	200	1.6	100	―
思春期	55	200	1.6	100	―

撮影方法

準備

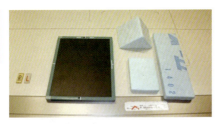

- スタイロフォーム®
- 三角スタイロフォーム®

1

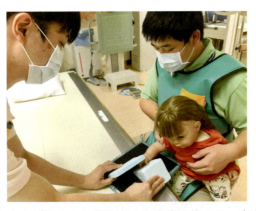

1人が膝の上に後ろ向きに患者を抱える。寝台に向かって座らせ，患者の体をしっかりと保持する。

2

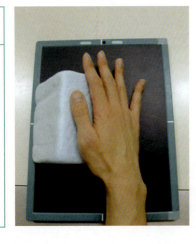

手が三角ブロックに密着していることを確認し，スタイロフォーム®などで固定し撮影する。

CHECK POINT！

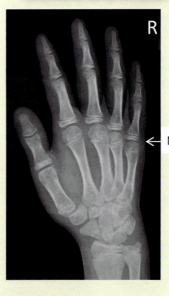

← MP関節

撮影範囲・中心X線
- 指先から手関節を含む。
- 第3中手指節関節（MP関節）に入射する。

画像
- 手は軽く開いた状態で各指骨が重ならない。
- 手全体が斜位になる。
- 拇指が正面に近い像になっている。

Section 22
手部側面

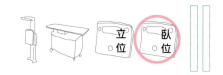

適応
- 手指骨，中手骨，手根骨の観察。
- 手根骨の骨折，関節の変形。

年齢区分	電圧(kv)	電流(mA)	mAs	撮影距離(cm)	グリッド比
新生児期	50	200	1.0	100	−
乳児期	50	200	1.2	100	−
幼児期前期	50	200	1.2	100	−
幼児期後期	50	200	1.6	100	−
学童期	55	200	1.6	100	−
思春期	55	200	1.6	100	−

撮影方法

準備
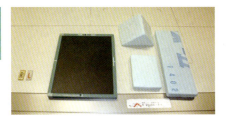
- スタイロフォーム®
- 三角スタイロフォーム®

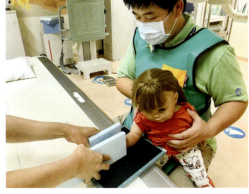
1人が膝の上に後ろ向きに患者を抱える。寝台に向かって座らせ，患者の体をしっかりと保持する。

CHECK POINT！

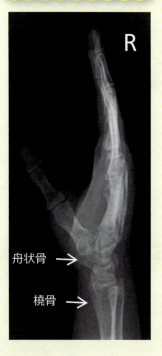

舟状骨 →
橈骨 →

撮影範囲・中心X線
- 指先から手関節を含む。
- 第2中手指節関節（MP関節）に入射する。

画像
- 手は軽く開いた状態
- 手全体が側面になる。
- 橈骨と尺骨が一致。

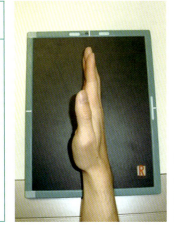
手が側面になっていることを確認し，スタイロフォーム®などで固定し撮影する。

Section 23
第1・2指間最大開大位

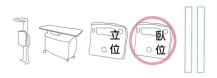

適応
- 中手骨間角度計測。
- 母指形成不全，先天性握り母指の形状。

年齢区分	電圧(kv)	電流(mA)	mAs	撮影距離(cm)	グリッド比
新生児期	50	200	1.0	100	−
乳児期	50	200	1.2	100	−
幼児期前期	50	200	1.2	100	−
幼児期後期	50	200	1.6	100	−
学童期	55	200	1.6	100	−
思春期	55	200	1.6	100	−

撮影方法

準備

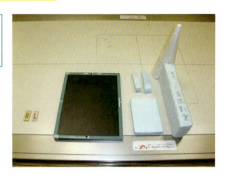

- スタイロフォーム®
- 開大用三角コーン

1

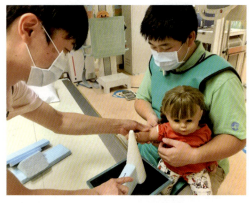

1人が膝の上に後ろ向きに患者を抱える。寝台に向かって座らせ，患者の体をしっかりと保持する。

2

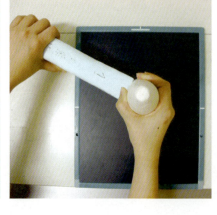

三角コーンを拇指と示指の間で握らせ，密着していることを確認しスタイロフォーム®などで固定し撮影する。

3

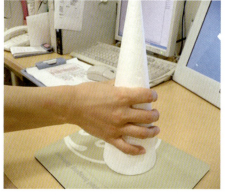

拇指と示指が側面となるように可能な限り握らせ，手関節は屈曲せず拇指と尺骨側前腕が同じ高さとなるよう台の高さを調整する。

CHECK POINT！

撮影範囲・中心X線
- 指先から手関節を含む。
- 三角コーンの中心に入射する。

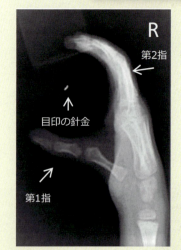

R　第2指　目印の針金　第1指

画像
- 第1指・第2指が側面に近い像となっている。
- 手関節が屈曲していない。
- 手関節が側面。
- しっかりと三角コーンが握れている（目印の針金が握っている指の中心付近にある）。

Section 24
指骨正面

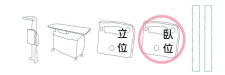

適応
- 手指骨，中手骨の骨折，骨変形，関節の変形。

年齢区分	電圧(kv)	電流(mA)	mAs	撮影距離(cm)	グリッド比
新生児期	48	200	1.0	100	—
乳児期	48	200	1.0	100	—
幼児期前期	48	200	1.0	100	—
幼児期後期	50	200	1.0	100	—
学童期	50	200	1.0	100	—
思春期	50	200	1.2	100	—

撮影方法

準備

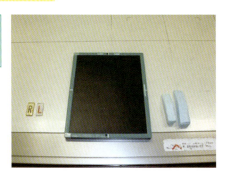

・スタイロフォーム®（楔型）

1

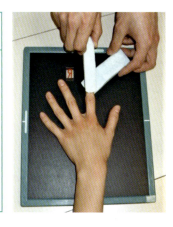

1人が膝の上に後ろ向きに患者を抱える。寝台に向かって座らせ，患者の体をしっかりと保持する。

2

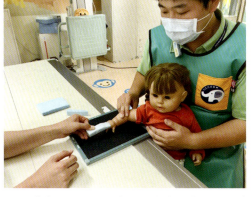

指が正面の状態で密着していることを確認し，スタイロフォーム®などで固定し撮影する。

3

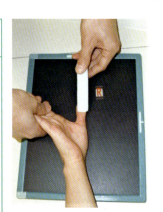

拇指の場合 P-A で撮影する。

CHECK POINT！

第2指

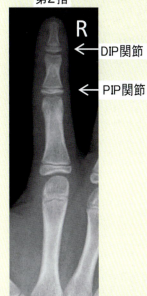

← DIP関節
← PIP関節

撮影範囲・中心X線
- 末節骨から中手骨を含む（観察部位が撮像範囲に含まれていること）。
- 入射点は指定のある各指に合わせる。

画像
- 手は軽く開いた状態で指が正面を向いている。
- 他の指と重ならず描出されている。

Section 25
指骨側面

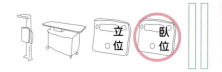

適応
- 手指骨，中手骨の骨折，骨変形，関節の変形。

年齢区分	電圧(kv)	電流(mA)	mAs	撮影距離(cm)	グリッド比
新生児期	48	200	1.0	100	−
乳児期	48	200	1.0	100	−
幼児期前期	48	200	1.0	100	−
幼児期後期	50	200	1.0	100	−
学童期	50	200	1.0	100	−
思春期	50	200	1.2	100	−

撮影方法

準備

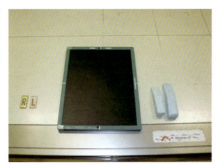

- スタイロフォーム®（楔型）

1

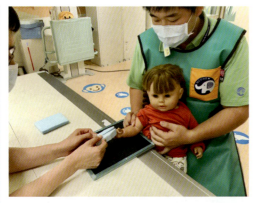

1人が膝の上に後ろ向きに患者を抱える。寝台に向かって座らせ患者の体をしっかりと保持する。

2

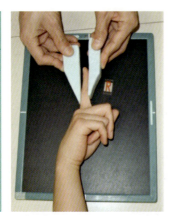

指が側面の状態であることを確認し，スタイロフォーム®などで固定し撮影する。

3

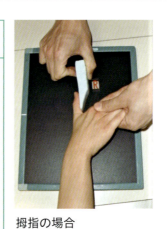

拇指の場合

CHECK POINT！

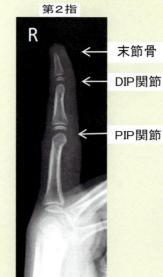

第2指 — 末節骨，DIP関節，PIP関節

撮影範囲・中心X線
- 末節骨から中手骨を含む（観察部位が撮像範囲に含まれていること）。
- 入射点は指定のある各指，各関節に合わせる。

画像
- 指が側面を向いている。
- 他の指と重ならず描出されている。

第VII章

撮影技術　下 肢

Section 1　足部正面
Section 2　足部斜位
Section 3　足部側面
Section 4　足部荷重位正面
Section 5　足部荷重位側面
Section 6　足部矯正位背底正面
Section 7　足部矯正位背底側面
Section 8　足部最大背屈位側面
Section 9　足部最大底屈位側面
Section 10　Coleman法
Section 11　股関節正面
Section 12　股関節外転位
Section 13　股関節開排位（RB装着時）
Section 14　股関節ラウエンシュタイン法（成育Ver.）
Section 15　股関節屈曲90°外転45°
Section 16　股関節立位正面
Section 17　股関節FP（false profile）法
Section 18　股関節軸位

Section 19　大腿骨正面
Section 20　大腿骨側面
Section 21　下腿骨正面
Section 22　下腿骨側面
Section 23　膝関節正面
Section 24　膝関節側面
Section 25　膝蓋骨正面
Section 26　膝蓋骨側面
Section 27　膝蓋骨　30°45°60°90°屈曲
Section 28　膝関節顆間窩
Section 29　足関節正面
Section 30　足関節側面
Section 31　足関節斜位（内旋）
Section 32　足関節斜位（外旋）
Section 33　踵骨側面
Section 34　踵骨軸位
Section 35　下肢全長荷重位正面
Section 36　下肢全長臥位正面
Section 37　下肢全長臥位側面

Section 1
足部正面

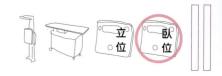

適応
- 趾骨，中足骨の骨折や骨変形，骨折に伴う関節の変位。
- 先天性異常（内反足・合趾症・多趾症など）。
- 外反母趾，踵骨骨端症（セーバー病）。

年齢区分	電圧(kv)	電流(mA)	mAs	撮影距離(cm)	グリッド比
新生児期	50	200	1.0	100	−
乳児期	50	200	1.2	100	−
幼児期前期	50	200	1.6	100	−
幼児期後期	50	200	1.6	100	−
学童期	55	200	1.6	100	−
思春期	55	200	2.0	100	−

撮影方法

準備

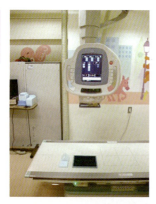

・スタイロフォーム®

1

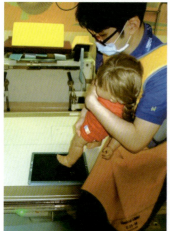

1人が患者を後ろ側から抱き抱え，検側の下肢をしっかりと支える。

2

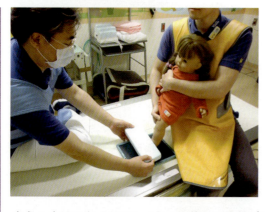

もう1人はスタイロフォーム®を使って足部がしっかりとIPに対し密着するよう保持する。

3

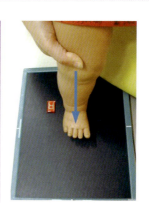

内反が強い児などは足底ではなく，下腿の軸に合わせて撮影する。

CHECK POINT !

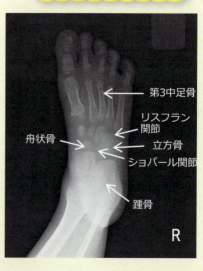

第3中足骨 / リスフラン関節 / 舟状骨 / 立方骨 / ショパール関節 / 踵骨

撮影範囲・中心X線
- 足指から踵骨までを含む。
- 第3中足骨中央に入射する。

画像
- 足部が正面になっている。
- 趾骨の重なりがない。

Section 2
足部斜位

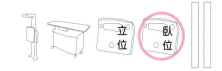

適応
- 趾骨，中足骨の骨折や骨変形，骨折に伴う関節の変位。

年齢区分	電圧 (kv)	電流 (mA)	mAs	撮影距離 (cm)	グリッド比
新生児期	53	200	1.0	100	−
乳児期	53	200	1.2	100	−
幼児期前期	53	200	1.2	100	−
幼児期後期	53	200	1.2	100	−
学童期	55	200	1.6	100	−
思春期	55	200	2.0	100	−

撮影方法

準備

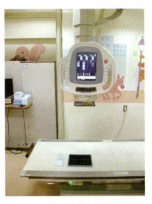

- スタイロフォーム®

1

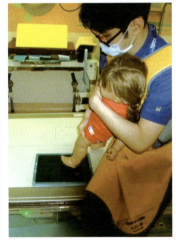

1人が患者を後ろ側から抱き抱え，検側の下肢をしっかりと支える。

2

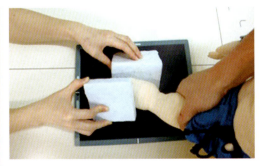

もう1人はスタイロフォーム®を使って足部がしっかりと三角ブロックに対し密着するよう保持し撮影する。角度は第3，4趾骨がカセッテ面と平行になるように合わせる。

CHECK POINT！

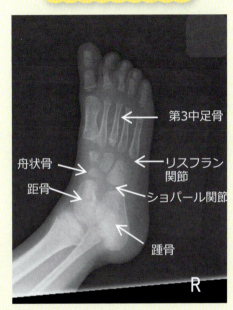

第3中足骨／リスフラン関節／ショパール関節／舟状骨／距骨／踵骨

撮影範囲・中心X線
- 足指から踵骨までを含む。
- 第3中足骨中央に入射する。

画像
- 踵骨・距骨はほぼ側面。
- 趾骨の重なりがない。

Section 3
足部側面

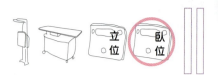

適応

- 踵骨・距骨軸（距踵角）と中足骨長軸の角度計測。
- 内反足，外反足，踵骨骨端症（セーバー病）。

年齢区分	電圧 (kv)	電流 (mA)	mAs	撮影距離 (cm)	グリッド比
新生児期	50	200	1.2	100	—
乳児期	50	200	1.6	100	—
幼児期前期	50	200	2.0	100	—
幼児期後期	50	200	2.4	100	—
学童期	55	200	3.2	100	—
思春期	55	200	4.0	100	—

撮影方法

準備

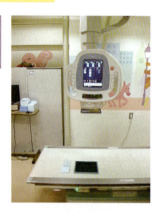

・スタイロフォーム®

1

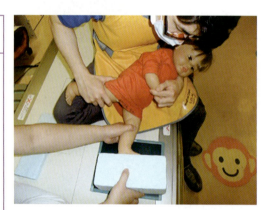

1人が患者を後ろ側からしっかりと抱き，非検側の下肢をしっかりと支える。

2

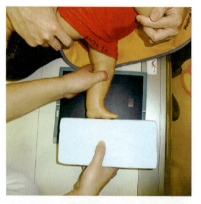

もう1人が検側の下肢をおさえ，スタイロフォーム®で側面になるように調整する。

CHECK POINT！

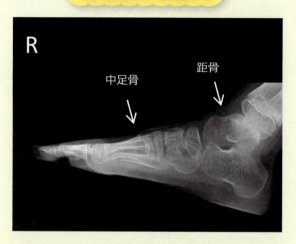

撮影範囲・中心X線
- 足指から踵骨までを含む。
- 中足骨中央に入射する。

画像
- 中足骨が揃って描出されている。
- 足関節が側面で投影されている。

Section 4
足部荷重位正面

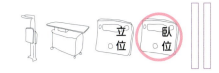

適応
- 趾骨，中足骨にかかる負荷。
- 偏平足。

年齢区分	電圧(kv)	電流(mA)	mAs	撮影距離(cm)	グリッド比
新生児期	50	200	1.0	100	—
乳児期	50	200	1.2	100	—
幼児期前期	50	200	1.6	100	—
幼児期後期	50	200	1.6	100	—
学童期	55	200	1.6	100	—
思春期	55	200	2.0	100	—

撮影方法

準備

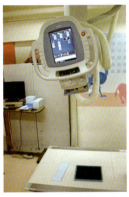

- 管球を足頭方向に10°振る。
- スタイロフォーム®

1

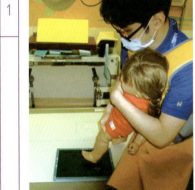

1人が患者を後ろ側からしっかりと抱き，検側の下肢をしっかりと支える（後ろからみてIPに垂直に見える）。
※自力で立てない場合は，膝からIPに対し下肢を押し込むように負荷をかける。

2

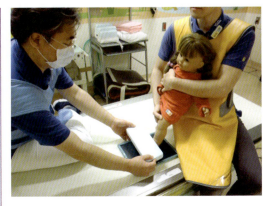

もう1人はスタイロフォーム®を使って足部がしっかりとIPに対し密着するよう保持する。

3

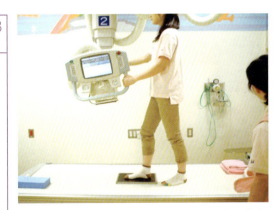

自立できる患者はX線管につかまってもらうと姿勢保持が安定する。

CHECK POINT !

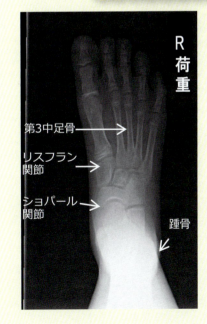

撮影範囲・中心X線
- 足指から踵骨まで含む。
- 第3中足骨中央に入射する。

画像のチェックポイント
- 足部が正面になっている。
- 趾骨の重なりがない。

Section 5
足部荷重位側面

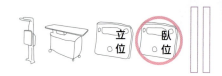

適応
- 種子骨から中足骨，距骨，踵骨の位置。
- 偏平足の評価。

年齢区分	電圧(kv)	電流(mA)	mAs	撮影距離(cm)	グリッド比
新生児期	50	200	1.0	100	－
乳児期	50	200	1.2	100	－
幼児期前期	50	200	1.2	100	－
幼児期後期	50	200	1.2	100	－
学童期	55	200	1.2	100	－
思春期	55	200	1.6	100	－

撮影方法

準備

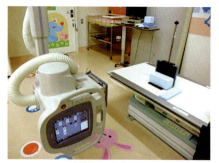

- スタイロフォーム®
- カセッテホルダーに足台を置く（10cm程度）

1

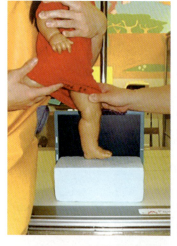

1人が患者を後ろ側からしっかりと抱き，検側の下肢をしっかりと支える（後ろからみてIPに平行に見える）。
※自力で立てない場合は，膝からIPに対し下肢を押し込むように負荷をかける。

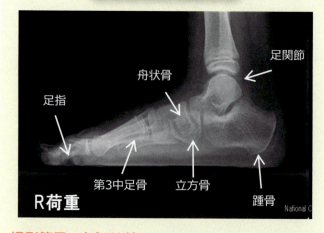

撮影範囲・中心 X 線
- 足指から踵骨，足関節まで含む。
- 第3中足骨中央に入射する。

画像
- 中足骨が重なり足関節が側面になる。
- 足関節に対し下腿の軸が90°になる。

2

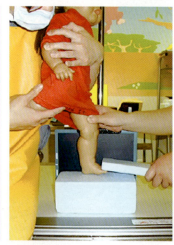

もう1人は趾が浮かないように，スタイロフォーム®で足部を押さえる。

Section 6
足部矯正位背底正面

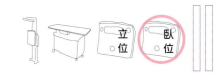

適応
- 反足，外反足。
- 距踵角の計測。

年齢区分	電圧(kv)	電流(mA)	mAs	撮影距離(cm)	グリッド比
新生児期	48	250	1.5	100	—
乳児期	48	250	2.0	100	—
幼児期前期	48	250	2.0	100	—
幼児期後期	50	250	2.0	100	—
学童期	52	250	3.0	100	—
思春期	55	250	4.0	100	—

撮影方法

準備

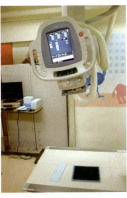

- スタイロフォーム®
- 管球を足頭方向に10°振る。

1

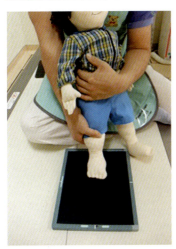

1人が患者を後ろ側からしっかりと抱き，検側の下肢をしっかりと支える。

CHECK POINT！

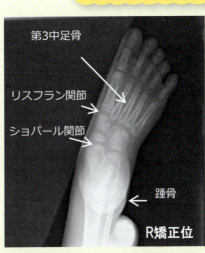

第3中足骨／リスフラン関節／ショパール関節／踵骨／R矯正位

撮影範囲・中心X線
- 足指から踵骨を含む。
- 第3中足骨中央に入射する。

画像
- 足部が正面を向いている。
- 足底全体がカセッテ面にしっかり付いている。

※第Ⅷ章 資料 Section 14 参照

2

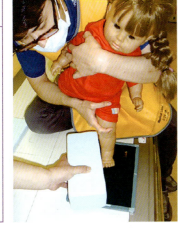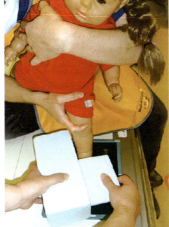

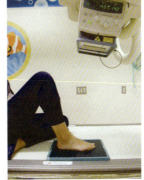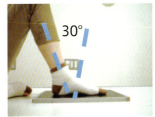

もう1人はスタイロフォーム®を使って可及的外転，外反位でIPに足底をしっかりとつける（足底がつかない場合は下腿の軸を傾け足部を正面にする）。
※その際にアーチができたり指が重なるため，上から押さえる。

Section 7
足部矯正位背底側面

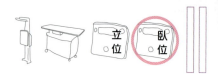

適応
- 反足，外反足。
- 距踵角と中足骨長軸の角度を計測。
- 立位困難な患者の偏平足評価。

年齢区分	電圧(kv)	電流(mA)	mAs	撮影距離(cm)	グリッド比
新生児期	50	200	1.0	100	−
乳児期	50	200	1.2	100	−
幼児期前期	50	200	1.2	100	−
幼児期後期	50	200	1.2	100	−
学童期	55	200	1.2	100	−
思春期	55	200	1.6	100	−

撮影方法

準備
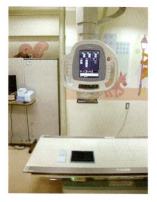
・スタイロフォーム®

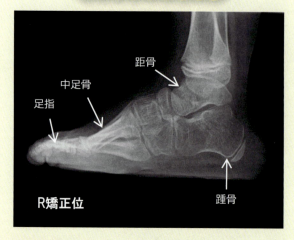

撮影範囲・中心X線
- 足指から踵骨，足関節を含む。
- 第3中足骨中央に入射する。

画像
- 中足骨が重なり足関節が側面を向いている。
- 足関節に対し軸が90°になっている。

1
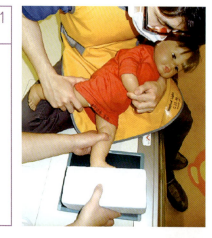
1人が患者を後ろ側からしっかりと抱き，検側の下肢をしっかりと支える。

2
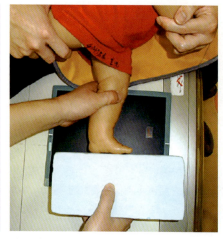
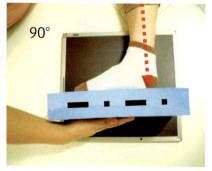
もう1人はスタイロフォーム®を使って外転・外反位で（矯正位正面像と同じように）足関節に対し軸が90°になるようにして撮影する。

Section 8
足部最大背屈位側面

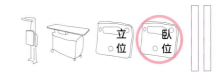

適応
- 内反足，垂直距骨。
- 距踵角，脛踵角を計測し，足関節の柔軟性。
  （第Ⅷ章 資料 Section 14，15 参照）。

年齢区分	電圧(kv)	電流(mA)	mAs	撮影距離(cm)	グリッド比
新生児期	50	200	1.0	100	−
乳児期	50	200	1.6	100	−
幼児期前期	50	200	2.0	100	−
幼児期後期	50	200	2.4	100	−
学童期	55	200	4.0	100	−
思春期	55	200	4.0	100	−

撮影方法

準備

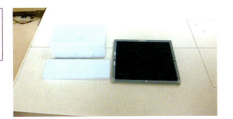

・スタイロフォーム®

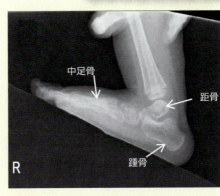

CHECK POINT!

撮影範囲・中心X線
- 足指から踵骨，足関節を含む。
- 第3中足骨中央に入射する。

画像
- 中足骨が重なり足関節が側面を向いている。
- 踵がスタイロフォーム®から浮いていない（見せかけの背屈ではない）。
- 最大背屈位。

※後足部の内反では，距骨と踵骨の骨核が前方で重ならず距骨と踵骨が平行に近く，距踵角が小さい（第Ⅷ章 資料 Section 15 参照）。

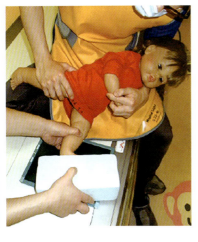

1人が患者を後ろ側からしっかりと抱き，検側の下肢をしっかりと支える。

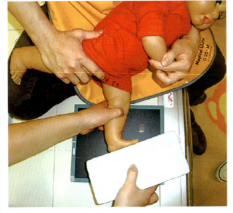

もう1人はスタイロフォーム®を使って最大背屈で撮影する。
※発泡スチロールを足底全面に当て後足部で背屈させ，前足部だけを背屈（みせかけの背屈）しない。

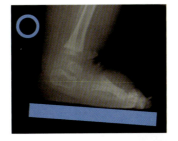

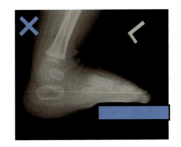

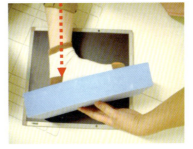

Section 9
足部最大底屈位側面

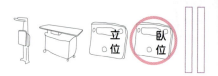

適応

- 踵足，外反踵足，垂直距骨。
- 内反足変形。
 （第Ⅷ章 資料 Section 14，15 参照）。

年齢区分	電圧(kv)	電流(mA)	mAs	撮影距離(cm)	グリッド比
新生児期	50	200	1.0	100	−
乳児期	50	200	1.6	100	−
幼児期前期	50	200	2.0	100	−
幼児期後期	50	200	2.4	100	−
学童期	55	200	4.0	100	−
思春期	55	200	4.0	100	−

撮影方法

準備

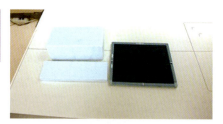

・スタイロフォーム®

1

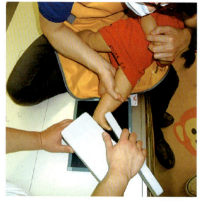

1人が患者を後ろ側からしっかりと抱き，検側の下肢をしっかりと支える。

CHECK POINT !

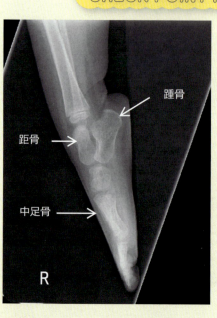

撮影範囲・中心X線
- 足指から踵骨，足関節を含む。
- 第3中足骨中央に入射する。

画像
- 中足骨が重なり足関節が側面を向いている。
- 最大底屈位。

2

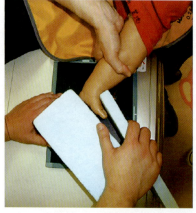 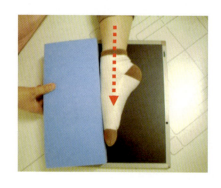

もう1人はスタイロフォーム®を使って最大底屈・外転・外反位で撮影する。
足底，足背の両方をブロックでしっかり挟み，伸展するように保持する。

Section 10
Coleman法

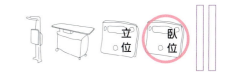

適応
- 内反尖足変形患者の足部荷重位側面撮影。
- 内反足の凹足。

年齢区分	電圧(kv)	電流(mA)	mAs	撮影距離(cm)	グリッド比
新生児期	50	200	1.0	100	−
乳児期	50	200	1.0	100	−
幼児期前期	50	200	2.0	100	−
幼児期後期	50	200	2.4	100	−
学童期	55	200	3.2	100	−
思春期	55	200	4.0	100	−

撮影方法

準備

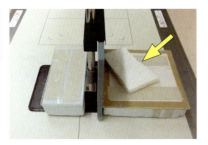

- カセッテホルダーの両サイドに同じ高さの足台を置く。
- 厚さ2cmのスタイロフォーム®を置く。

1

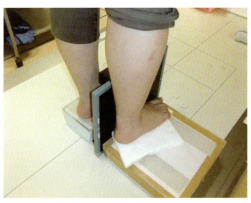

写真のように、IPを両足で挟むように立つ。第5趾から踵にかけてスタイロフォーム®の板を足底に敷く(第1〜3趾を落とす)。

2

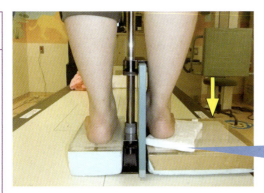

後ろから見て、足関節〜距骨がIPに対して平行になるように立つ。

CHECK POINT!

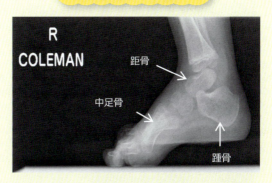

※留意点

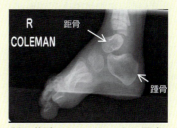

踵に荷重がかかっていない写真

撮影範囲・中心X線
- 足指から踵骨、足関節を含む。
- 第3中足骨中央に入射(足関節のColeman撮影の場合は足関節に入射)する。

画像
- 内顆と外顆が重なっている。
- 距骨が側面を向いている。
- 中足骨が重なっている。

Point!
補高は2cm!

Section 11
股関節正面

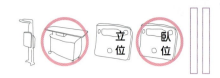

適応
- 股関節脱臼，先天的異常，大腿骨頸部の骨折。
- 炎症や腫瘍による骨変化。

年齢区分	電圧(kv)	電流(mA)	mAs	撮影距離(cm)	グリッド比
新生児期	60	200	1.2	100	−
乳児期	60	250	1.5	100	−
幼児期前期	60	250	1.5	100	−
幼児期後期	70	200	5.0	120	8：1
学童期	70	200	10.0	120	8：1
思春期	75	200	16.0	120	8：1

撮影方法

準備

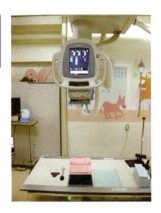

・性腺防護

1

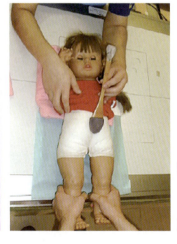

頭側の人が体幹部にねじれがないように，しっかりと保持して性腺防護をする。

2

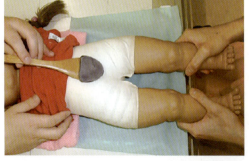

足側の人が下肢を伸展させ，膝蓋骨が真上を向くように大腿骨を内旋させた状態で撮影する。

CHECK POINT！

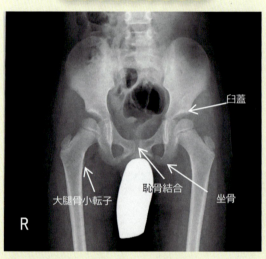

撮影範囲・中心X線
- 臼蓋が欠けず大腿骨小転子まで含む。
- 可能な限り骨盤を含む。
- 恥骨結合より1〜3cm頭側に入射する。

画像
- 骨盤閉鎖孔・大腿骨大転子，小転子・腸骨が左右対称である。
- 下肢は内旋し大腿骨頸部が描出されている。

Section 12
股関節外転位

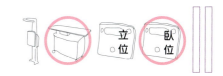

適応
- 股関節の適合性や安定性。
- 股関節先天異常，変形股関節症などの術前術後の臼蓋骨頭。

年齢区分	電圧(kv)	電流(mA)	mAs	撮影距離(cm)	グリッド比
新生児期	60	320	1.6	100	—
乳児期	60	320	1.9	100	—
幼児期前期	60	320	2.6	100	—
幼児期後期	70	200	5.0	120	8:1
学童期	70	200	10.0	120	8:1
思春期	75	200	16.0	120	8:1

撮影方法

準備

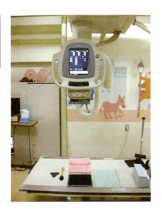

・性腺防護

1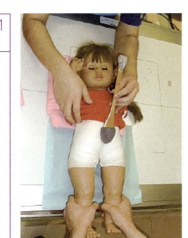

頭側の1人が体幹部にねじれがないように，しっかりと保持して性腺防護をつける。

2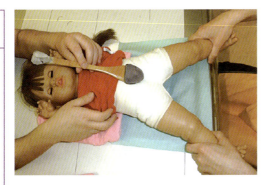

足側の1人が照射野を合わせ，下肢伸展・軽度内旋位の状態で可能な範囲で外転させ撮影する。

CHECK POINT！

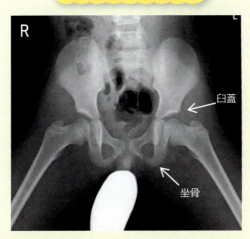

撮影範囲・中心X線
- 臼蓋が欠けず大腿骨小転子まで含む。
- 可能な限り骨盤を含む。
- 恥骨結合より1〜3cm頭側に入射する。

画像
- 腸骨，坐骨，恥骨が正面を向いている。
- 下肢は内旋し大腿骨頸部が描出されている。
- 最大外転位。
- 骨盤閉鎖孔が左右対称である。

Section 13
股関節開排位（RB装着時）

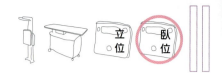

適応
- 先天的股関節脱臼症，股関節形成不全。
- リーメンビューゲル（RB）装着時の経過観察。

年齢区分	電圧(kv)	電流(mA)	mAs	撮影距離(cm)	グリッド比
新生児期	60	320	1.6	100	−
乳児期	60	320	1.9	100	−
幼児期前期	60	320	2.6	100	−

撮影方法

準備

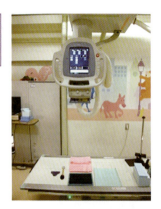

・性腺防護

1

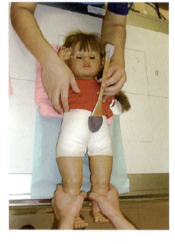

背臥位にて1人が患者の頭側から体幹部を保持し，生殖腺防護を適正な位置に配置する。

CHECK POINT！

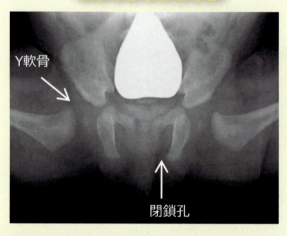

Y軟骨
閉鎖孔

撮影範囲・中心X線
- 臼蓋が欠けず大腿骨小転子まで含む。
- 可能な限り骨盤を含む。
- 恥骨結合より1～3cm頭側に入射する。

画像
- 左右の閉鎖孔が左右対称である。
- Y軟骨と下前腸骨棘が描出されている。

2

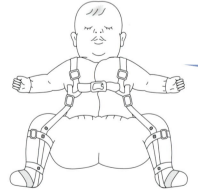

下腿から膝を抑えRBの紐の弛みをなくすよう開排させ，骨盤が正面を向くように調整しながら抑えて撮影する。

Point！
RBを装着している児は普段装着しているままで装具の下の着衣は外さず，衣服のボタンなどを避けるよう必ず確認してから撮影する。またオムツも吸水しているか注意が必要である。

Section 14
股関節ラウエンシュタイン法（成育Ver.）

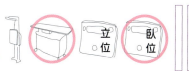

適応

- ペルテス病，大腿骨頭すべり症。
- 大腿骨頭の前後の評価。

年齢区分	電圧(kv)	電流(mA)	mAs	撮影距離(cm)	グリッド比
新生児期	60	320	1.6	100	−
乳児期	60	320	1.9	100	−
幼児期前期	60	320	2.6	100	−
幼児期後期	70	200	5.0	120	8:1
学童期	70	200	10.0	120	8:1
思春期	75	200	16.0	120	8:1

撮影方法

準備

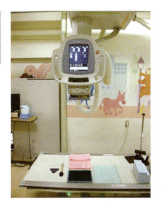

・性腺防護

1

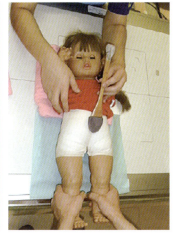

背臥位にて1人が患者の頭側から体幹部を保持し，生殖腺防護を適正な位置に配置する。

CHECK POINT !

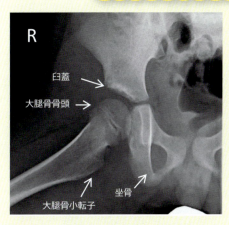

撮影範囲・中心X線
- 臼蓋が欠けず大腿骨小転子まで含む。
- 鼠径中点に入射する。

画像
- 腸骨が正面を向いている。
- 骨頭と大腿頸部が重なっている。

2

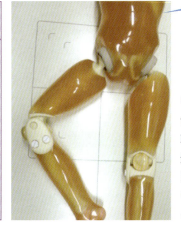

もう1人が照射野を合わせ患側を90°外転，45°屈曲させ撮影する。
※可能な範囲で無理をしないで撮影する。

Point !
再現性のある画像を提供するため外転を45°から90°，屈曲は90°から45°に変更して撮影している。この変法は大腿部がカセッテ面につくことによって保持しやすく安定した体位を維持することが可能となる。

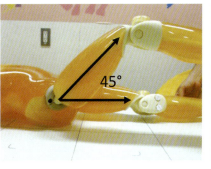
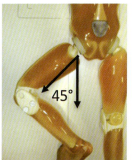

第VII章 撮影技術 下肢

Section 15
股関節屈曲90° 外転45°

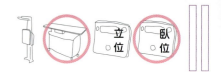

> **適応**
> ・大腿骨頭すべり症。
> ・後方傾斜角の計測。

年齢区分	電圧 (kv)	電流 (mA)	mAs	撮影距離 (cm)	グリッド比
新生児期	60	320	1.6	100	−
乳児期	60	320	1.9	100	−
幼児期前期	60	320	2.6	100	−
幼児期後期	70	200	5.0	120	8:1
学童期	70	200	10.0	120	8:1
思春期	75	200	20.0	120	8:1

撮影方法

準備

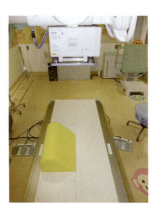

・角度を保つためのスポンジ
・性腺防護

1

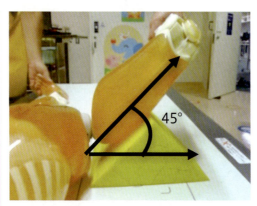

背臥位にて患側を45°外転する。

CHECK POINT!

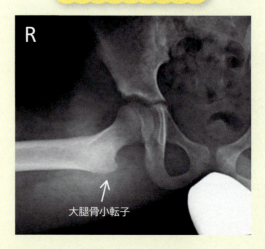

↑大腿骨小転子

撮影範囲・中心X線
・臼蓋が欠けず大腿骨小転子まで含む。
・鼠径中点に入射する。

画像
・腸骨が正面を向いている。
・骨頭と大腿頸部が重なっている。
・頸部が広く描出し大転子との重なりが少ない。

2

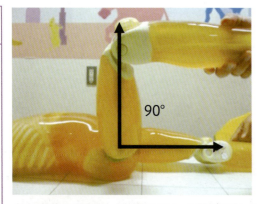 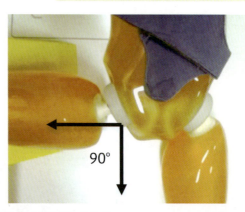

外転角度を保持し,体幹に対し大腿が90°になるよう屈曲させる。
可動範囲を確認しながら無理をしないで撮影する。

Section 16
股関節立位正面

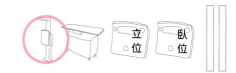

適応
- 股関節の先天異常，骨盤部の炎症や腫瘍による骨変化。
- 臼蓋形成不全。
- 骨盤の生理的な荷重状態。

年齢区分	電圧(kv)	電流(mA)	mAs	撮影距離(cm)	グリッド比
新生児期	60	250	1.3	100	−
乳児期	60	320	1.6	100	−
幼児期前期	60	320	1.6	100	−
幼児期後期	70	400	4.8	150	10：1
学童期	75	400	10.0	150	10：1
思春期	80	400	20.0	150	10：1

撮影方法

準備

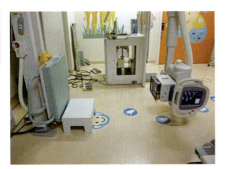

・足台

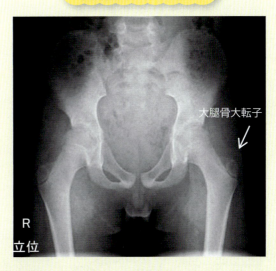

CHECK POINT！

撮影範囲・中心X線
- 臼蓋が欠けず大腿骨小転子まで含む。
- 恥骨結合より1〜3cm頭側に入射する。

画像
- 腸骨，坐骨，恥骨が正面を向いている。
- 下肢は内旋し大腿骨頸部が描出されている。
- 骨盤閉鎖孔が左右対称である。

1

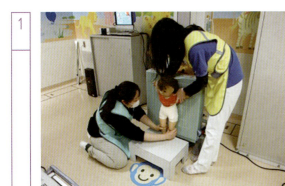

頭部側の1人が体幹部がねじれがないようにしっかりと保持する。

2

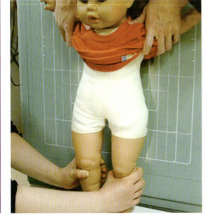

足側の1人が照射野を合わせ下肢を伸展・軽度内旋させ撮影する。足底はしっかりと床面についている状態にする。

Section 17
股関節FP（false profile）法

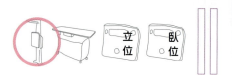

適応
- 臼蓋と大腿骨頭の安定性。
- 臼蓋前方の被覆状態や骨頭の変形状態。
- 立位荷重時における股関節臼蓋部と骨頭の位置関係。

年齢区分	電圧(kv)	電流(mA)	mAs	撮影距離(cm)	グリッド比
新生児期					ー
乳児期					ー
幼児期前期	60	400	2.4	100	ー
幼児期後期	75	400	16.0	150	10：1
学童期	80	400	25.2	150	10：1
思春期	85	400	32.0	150	10：1

撮影方法

準備

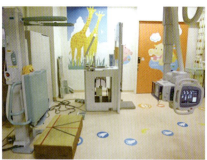

・角度を測る分度器

1

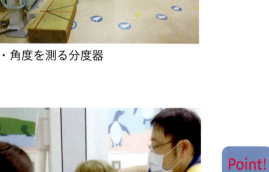

Point! 足は中間位！

検側踵を中心線に置き，撮影装置に対して平行（足は中間位とする）。反対側は足を同様に中間位とし60°開く（この時足幅は肩幅と同等・膝関節が屈曲しないよう注意する）。

CHECK POINT！

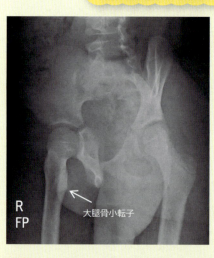

撮影範囲・中心X線
- 腸骨から大腿骨小転子まで含む。
- 恥骨結合より1～3cm頭側に入射する。

画像
- 非検側も含む。
- 骨盤と体軸のねじれがない。
- 骨頭間距離が2-3横指程度にする。

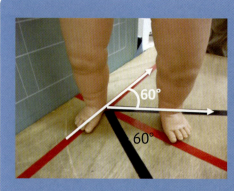

Point！ 体幹をFPDに対して60°斜位にする。

Section 18
股関節軸位

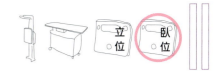

適応
- 大腿骨頭や頸部における変形性股関節症，股関節先天異常，股関節脱臼，大腿頸部骨折。
- 炎症や腫瘍による骨変化。

年齢区分	電圧(kv)	電流(mA)	mAs	撮影距離(cm)	グリッド比
新生児期	60	100	1.6	100	−
乳児期	60	100	2.5	100	−
幼児期前期	60	100	3.2	100	−
幼児期後期	75	100	5.0	120	8:1
学童期	80	200	16.0	120	8:1
思春期	85	200	32.0	120	8:1

撮影方法

準備

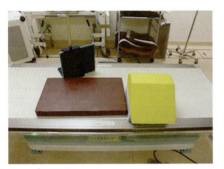

- かさ上げ用の台
- 非検側の足を乗せる台
- カセッテホルダー

1

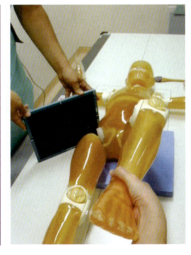

患者をかさ上げ用の台の上に乗せ仰臥位にする。体動が大きい患者の場合は1人が体幹部を押さえる。

CHECK POINT！

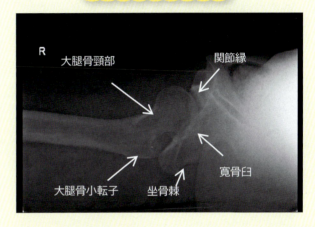

撮影範囲・中心X線
- 恥骨結合，坐骨棘，大転子，小転子を含む。
- 大腿骨頸部に向けて，カセッテに対し直角に入射する。

画像
- 寛骨臼，関節縁，大腿骨頭が側面を向いている。
- 寛骨臼の後方に坐骨結節が描出されている。
- 大転子と小転子が重なる。

2

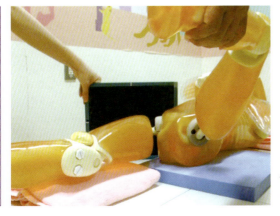

もう1人が照射野を確認し，撮影する。体動が大きい患者の場合はもう1人が下肢を押さえる。

Section 19
大腿骨正面

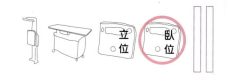

適応
・大腿骨の形態，炎症，骨折，腫瘍，関節の変形。

年齢区分	電圧(kv)	電流(mA)	mAs	撮影距離(cm)	グリッド比
新生児期	52	200	1.6	100	−
乳児期	55	200	2.0	100	−
幼児期前期	55	200	2.4	100	−
幼児期後期	55	200	3.2	100	−
学童期	55	200	5.0	100	−
思春期	70	200	12.6	100	8：1

撮影方法

準備

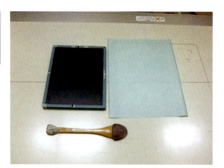

・性腺防護

1

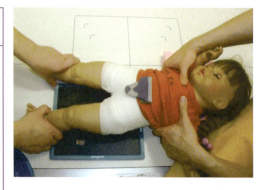

頭部側の1人が体幹部がねじれがないようにしっかりと保持し，性腺防護をつける。

2

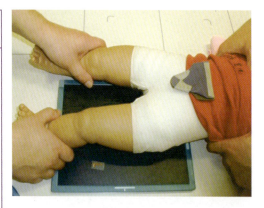

足側の1人が照射野を合わせ，下肢を内旋させ撮影する。

CHECK POINT！

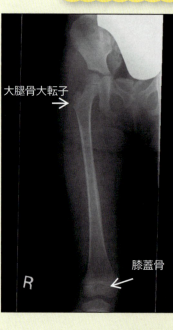

撮影範囲・中心X線
・股関節から膝関節までを含む。
・大腿骨中央に入射する。

画像
・大転子・小転子が描出されている。
・膝蓋骨が大腿骨遠位端のほぼ中央にある。
・下肢は内旋し大腿骨頸部が描出されている。

Section 20
大腿骨側面

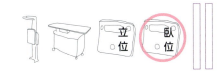

適応
- 大腿骨の形態，炎症，骨折，腫瘍，関節の変形。

年齢区分	電圧 (kv)	電流 (mA)	mAs	撮影距離 (cm)	グリッド比
新生児期	52	200	1.6	100	−
乳児期	55	200	2.0	100	−
幼児期前期	55	200	2.4	100	−
幼児期後期	55	200	3.2	100	−
学童期	55	200	5.0	100	−
思春期	70	200	12.6	100	8：1

撮影方法

準備

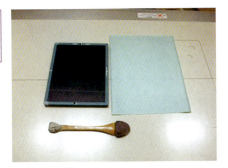

- 性腺防護

1

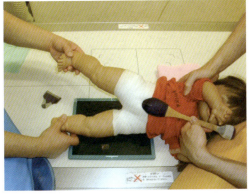

頭部側の1人が体幹部を患側に傾けしっかりと保持し，性腺防護をつける。

2

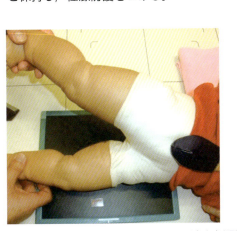

足側の1人が照射野を合わせ，下肢を側面にさせ撮影する。

CHECK POINT！

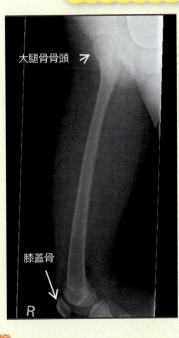

撮影範囲・中心X線
- 股関節から膝関節までを含む。
- 大腿骨中央に入射する。

画像
- 膝蓋骨が接線方向に描出されている。
- 大腿骨頭・頸部が重なっている。

Section 21
下腿骨正面

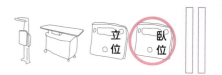

適応
- 下腿骨の形態，炎症，骨折，腫瘍，関節の変形。

年齢区分	電圧(kv)	電流(mA)	mAs	撮影距離(cm)	グリッド比
新生児期	50	200	1.2	100	−
乳児期	50	200	1.6	100	−
幼児期前期	50	200	2.0	100	−
幼児期後期	55	200	2.4	100	−
学童期	55	200	2.4	100	−
思春期	55	200	3.2	100	−

撮影方法

準備

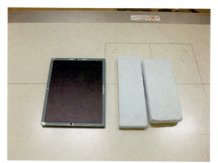

- スタイロフォーム®

1

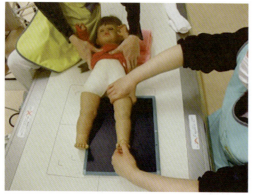

頭部側の1人が体幹部にねじれがないようにしっかりと保持する。

2

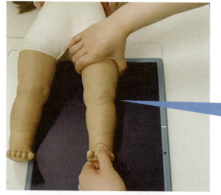

足側の1人が照射野を合わせ，下肢を内旋させ撮影する。

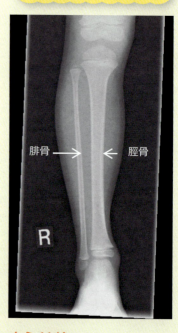

CHECK POINT！

腓骨 → ← 脛骨

R

撮影範囲・中心X線
- 膝関節から足関節までを含む。
- 下腿骨中央に入射する。

画像
- 膝蓋骨が大腿骨遠位端のほぼ中央に位置する。
- 脛骨，腓骨が可能な限り分離されている。

Point！
外捻がある場合は，膝を正面とする。

Section 22
下腿骨側面

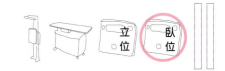

適応
- 下腿骨の形態，炎症，骨折，腫瘍，関節の変形。

年齢区分	電圧(kv)	電流(mA)	mAs	撮影距離(cm)	グリッド比
新生児期	50	200	1.2	100	−
乳児期	50	200	1.6	100	−
幼児期前期	50	200	2.0	100	−
幼児期後期	55	200	2.4	100	−
学童期	55	200	2.4	100	−
思春期	55	200	3.2	100	−

撮影方法

準備

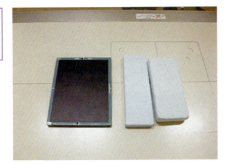

・スタイロフォーム

1

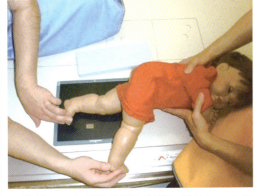

頭部側の1人が体幹部を患側に傾けしっかりと保持する。

2

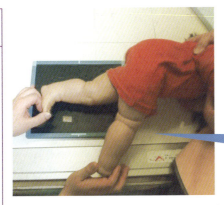

足側の1人が照射野を合わせる。下肢を側面にさせ撮影する。

CHECK POINT！

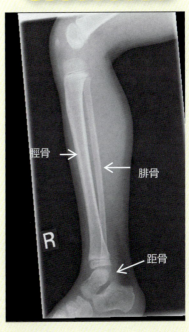

脛骨 → ← 腓骨
R
→ 距骨

撮影範囲・中心X線
- 膝関節から足関節までを含む。
- 下腿骨中央に入射する。

画像
- 脛骨，腓骨が可能な限り分離されている。

Point！
外捻がある場合は，膝を側面とする。

Section 23
膝関節正面

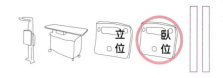

適応
- 膝関節の形態，炎症，骨折，腫瘍，関節の変形。
- 骨端，骨端線の評価。

年齢区分	電圧(kv)	電流(mA)	mAs	撮影距離(cm)	グリッド比
新生児期	50	200	1.6	100	−
乳児期	50	200	2.0	100	−
幼児期前期	50	200	3.2	100	−
幼児期後期	55	200	4.0	100	−
学童期	55	200	5.0	100	−
思春期	55	200	6.4	100	−

撮影方法

準備

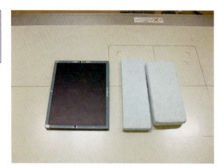

- スタイロフォーム®

1

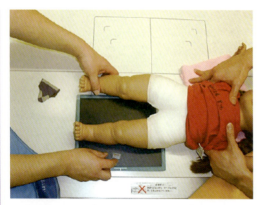

頭部側の1人が体幹部にねじれがないようにしっかりと保持する。

2

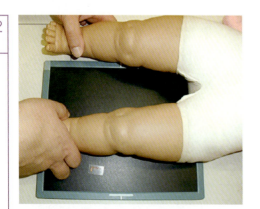

足側の1人が照射野を合わせる。下肢を内旋させ撮影する。

CHECK POINT!

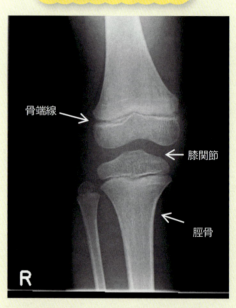

骨端線 / 膝関節 / 脛骨

撮影範囲・中心X線
- 大腿骨，下腿骨の1/3程度を含む。
- 膝関節に入射する。

画像
- 膝蓋骨が大腿骨遠位端のほぼ中央に位置する。
- 関節腔がほぼ左右対称に描出されている。

Point！

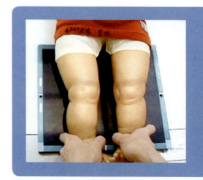

内分泌・新生児科などからの骨端核の評価において両膝正面がオーダーされた場合のみ，両膝正面を1枚にて撮影する！

Section 24
膝関節側面

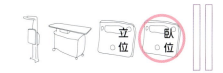

適応
- 膝関節の形態，炎症，骨折，腫瘍，関節の変形。
- 膝蓋骨高位の評価。
- オスグッド・シュラッター病。

年齢区分	電圧(kv)	電流(mA)	mAs	撮影距離(cm)	グリッド比
新生児期	50	200	1.6	100	—
乳児期	50	200	2.0	100	—
幼児期前期	50	200	3.2	100	—
幼児期後期	55	200	4.0	100	—
学童期	55	200	5.0	100	—
思春期	55	200	6.4	100	—

撮影方法

準備

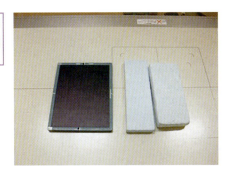

・スタイロフォーム®

1

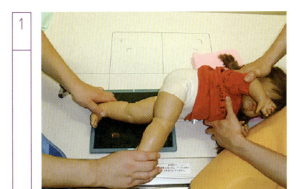

頭部側の1人が体幹部を患側に傾けしっかりと保持する。

2

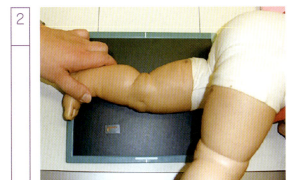

足側の1人が照射野を合わせる。下肢を側面にさせ撮影する。

CHECK POINT !

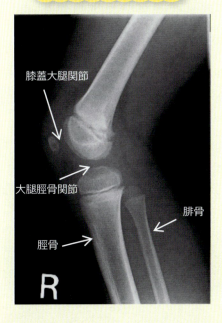

撮影範囲・中心X線
- 大腿骨，下腿骨の1/3程度を含む
- 膝関節中央に入射する。

画像
- 膝蓋骨が側面を向いている。
- 関節腔が描出されている。
- 内顆・外顆が重なっている。

Section 25
膝蓋骨正面

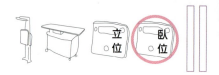

適応
- 膝蓋骨の変位，骨折。
- 分裂膝蓋骨。

年齢区分	電圧(kv)	電流(mA)	mAs	撮影距離(cm)	グリッド比
新生児期	50	200	1.6	100	—
乳児期	50	200	2.0	100	—
幼児期前期	50	200	3.2	100	—
幼児期後期	55	200	4.0	100	—
学童期	55	200	5.0	100	—
思春期	55	200	6.4	100	—

撮影方法

準備

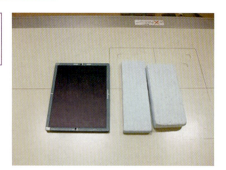

- スタイロフォーム®

1

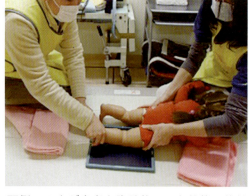

頭側の1人が患者を腹臥位にした状態で体幹部をしっかり押さえる。

2

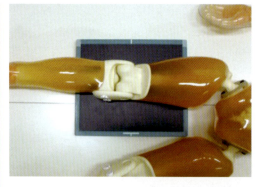

足側の1人が照射野を合わせ下肢を伸展させる。

CHECK POINT !

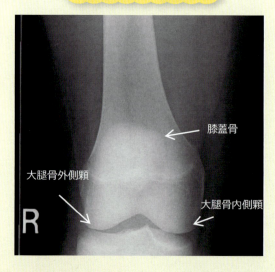

撮影範囲・中心X線
- 膝蓋骨の辺縁を描出する。
- 大腿骨内顆・外顆を含む。
- 膝蓋骨中央に入射する。

画像
- 膝蓋骨の輪郭が明瞭に描出されている。
- 膝蓋骨が大腿骨遠位端のほぼ中央に位置する。

Section 26
膝蓋骨側面

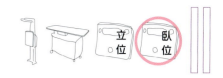

適応
- 膝蓋骨の変位，骨折。
- 膝蓋骨高位の評価。
- オスグッド・シュラッター病。

年齢区分	電圧(kv)	電流(mA)	mAs	撮影距離(cm)	グリッド比
新生児期	50	200	1.6	100	—
乳児期	50	200	2.0	100	—
幼児期前期	50	200	3.2	100	—
幼児期後期	55	200	4.0	100	—
学童期	55	200	5.0	100	—
思春期	55	200	6.4	100	—

撮影方法

準備

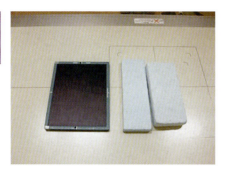

・スタイロフォーム®

1

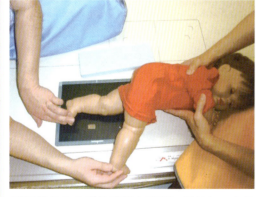

頭部側の1人が体幹部を患側に傾けしっかりと保持する。

2

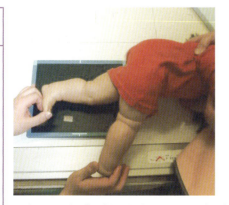

足側の1人が照射野を合わせ，下肢を側面にさせ撮影する。

CHECK POINT！

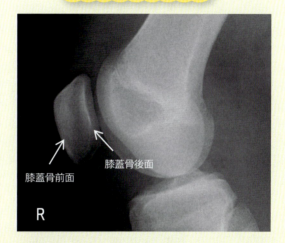

膝蓋骨前面　膝蓋骨後面

撮影範囲・中心X線
- 膝蓋骨の辺縁を描出する。
- 膝蓋骨中央に入射する。

画像
- 膝蓋骨前面と後面が一致して切線状になっている。
- 大腿骨膝蓋面と膝蓋骨間に関節間隙が描出されている。

第VII章　撮影技術　下肢

Section 27
膝蓋骨　30°　45°　60°　90°　屈曲

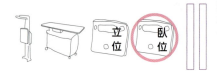

適応
- 軟部組織や腱，大腿骨顆部。
- 膝蓋骨脱臼，骨軟骨骨折。

年齢区分	電圧(kv)	電流(mA)	mAs	撮影距離(cm)	グリッド比
新生児期	55	200	1.6	100	−
乳児期	55	200	2.0	100	−
幼児期前期	55	200	3.2	100	−
幼児期後期	60	200	4.0	100	−
学童期	60	200	5.0	100	−
思春期	60	200	6.4	100	−

撮影方法

準備

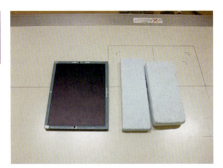

・スタイロフォーム®

1

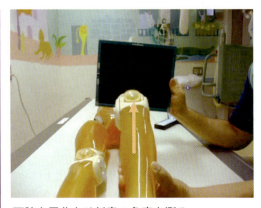

下肢を屈曲させ任意の角度を測る。

CHECK POINT！

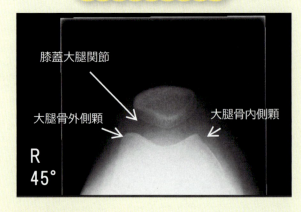

撮影範囲・中心X線
- 大腿骨内顆，外顆，膝蓋骨を含む。
- 関節部に向けて入射する。

画像
- 膝蓋大腿関節が広く描出されている。

2

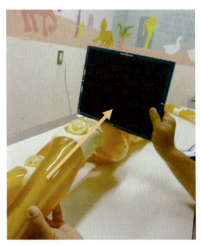

照射野を膝蓋骨の軸方向に合わせる。

Section 28
膝関節顆間窩

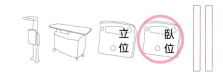

適応
・顆間窩部の骨変化。
・大腿骨顆部後方と関節面。

年齢区分	電圧(kv)	電流(mA)	mAs	撮影距離(cm)	グリッド比
新生児期	50	200	1.6	100	—
乳児期	50	200	2.0	100	—
幼児期前期	50	200	3.2	100	—
幼児期後期	55	200	4.0	100	—
学童期	55	200	5.0	100	—
思春期	55	200	6.4	100	—

撮影方法

準備
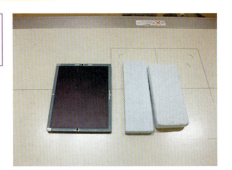
・スタイロフォーム®

1
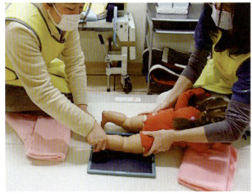
患者を腹臥位にし、頭側の1人が体幹部および下肢を押さえる。

2
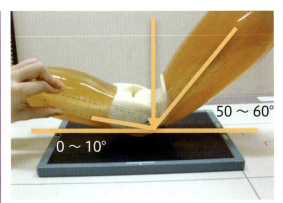
もう1人が下肢を抑え、角度（60°）を測り足部を押さえ撮影する。

CHECK POINT！

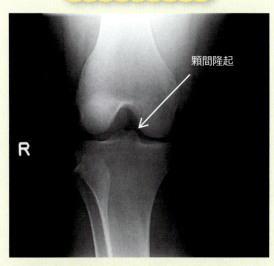

顆間隆起

撮影範囲・中心X線
・大腿骨，下腿骨の1/3程度を含む。
・大腿骨顆間窩に向けて入射する。

画像
・膝関節周囲を含んでいる。
・大腿骨内側顆，外側顆と脛骨との関節腔が広く描出され，顆間窩の陥凹が深く描出されている。
・脛骨の顆間隆起が膝関節正面像より突出して描出されている。

Section 29
足関節正面

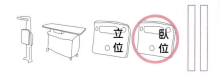

適応
- 足関節果部骨折や変形性関節症，関節の変形。

年齢区分	電圧(kv)	電流(mA)	mAs	撮影距離(cm)	グリッド比
新生児期	50	200	1.2	100	−
乳児期	50	200	1.6	100	−
幼児期前期	50	200	2.0	100	−
幼児期後期	55	200	2.4	100	−
学童期	55	200	2.4	100	−
思春期	55	200	2.4	100	−

撮影方法

準備

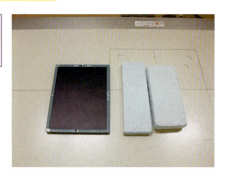

・スタイロフォーム®

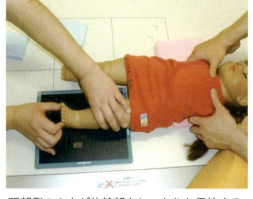

頭部側の1人が体幹部をしっかりと保持する。

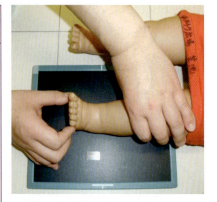

足側の1人が照射野を合わせる。下肢を内旋させ撮影する。

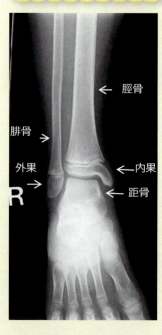

CHECK POINT！

撮影範囲・中心X線
- 下腿骨の1/3程度から足根骨を含む。
- 内果と外果を結ぶ中央に入射する。

画像
- 脛骨・腓骨・距骨の重なりが少ない。
- 関節腔が広く描出されている。

Section 30
足関節側面

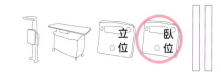

年齢区分	電圧(kv)	電流(mA)	mAs	撮影距離(cm)	グリッド比
新生児期	50	200	1.2	100	−
乳児期	50	200	1.6	100	−
幼児期前期	50	200	2.0	100	−
幼児期後期	55	200	2.4	100	−
学童期	55	200	2.4	100	−
思春期	55	200	2.4	100	−

適応
- 足関節果部骨折や変形性関節症，関節の変形。
- 距腿関節。

撮影方法

準備

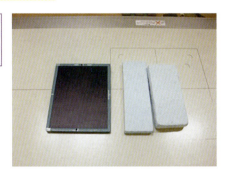

・スタイロフォーム®

1

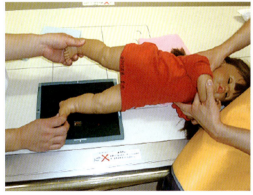

頭部側の1人が体幹部を患側に傾けしっかりと保持する。

2

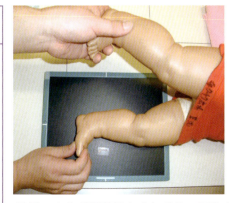

足側の1人が照射野を合わせる。下肢を側面にさせ撮影する。

CHECK POINT！

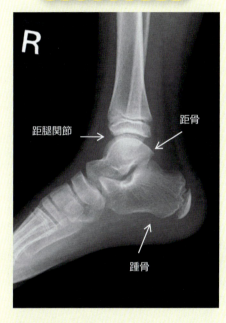

距腿関節／距骨／踵骨

撮影範囲・中心X線
- 下腿骨の1/3程度から足根骨を含む。
- 内果の中央に向けて入射する。

画像
- 内果と外果の中心が重なっている。
- 関節腔が広く描出されている。

Section 31
足関節斜位（内旋）

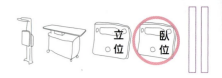

適応
- 足関節果部骨折や変形性関節症，関節の変形。
- 腓骨遠位部，脛腓関節，距骨後外縁。

年齢区分	電圧(kv)	電流(mA)	mAs	撮影距離(cm)	グリッド比
新生児期	50	200	1.2	100	−
乳児期	50	200	1.6	100	−
幼児期前期	50	200	2.0	100	−
幼児期後期	55	200	2.4	100	−
学童期	55	200	2.4	100	−
思春期	55	200	2.4	100	−

撮影方法

準備

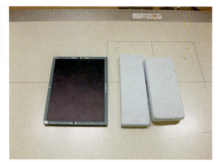

・スタイロフォーム®

1
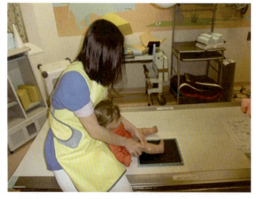
頭部側の1人が体幹部をしっかりと保持する。

2
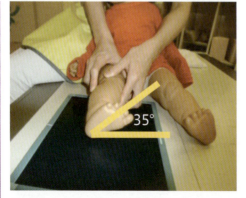
足側の1人が照射野を合わせ下肢を35°内旋させる。

CHECK POINT！

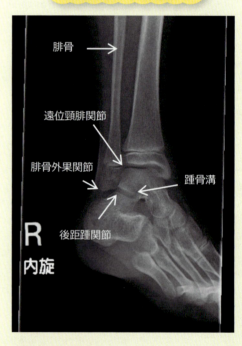

撮影範囲・中心X線
- 下腿骨の1/3程度から足根骨を含む。
- 足関節に入射する。

画像
- 内果と外果の重なりを少なくする。
- 後距踵関節と踵骨溝が描出されている。
- 足関節における腓骨外果関節と脛骨内果部の斜位像および距骨滑車が両斜位での間隙像を投影。

Section 32
足関節斜位（外旋）

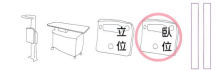

適応
- 足関節果部骨折や変形性関節症，関節の変形。
- 脛骨前縁，距踵関節。

年齢区分	電圧(kv)	電流(mA)	mAs	撮影距離(cm)	グリッド比
新生児期	50	200	1.2	100	—
乳児期	50	200	1.6	100	—
幼児期前期	50	200	2.0	100	—
幼児期後期	55	200	2.4	100	—
学童期	55	200	2.4	100	—
思春期	55	200	2.4	100	—

撮影方法

準備

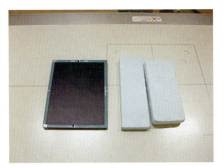

・スタイロフォーム®

1

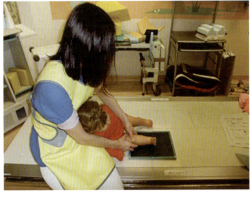

頭部側の1人が体幹部をしっかりと保持する。

2

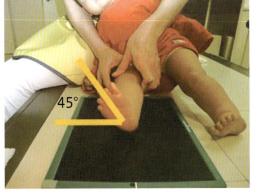

足側の1人が照射野を合わせ下肢を45°外旋させる。

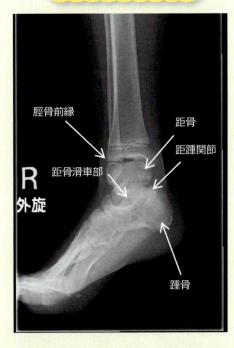

CHECK POINT !

撮影範囲・中心X線
- 下腿骨の1/3程度から足根骨を含む。
- 足関節に入射する。

画像
- 内果と外果の重なりを少なくする。
- 距骨滑車部が明瞭に描出されている。

Section 33
踵骨側面

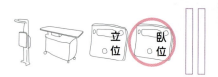

適応
- 骨折や骨変形，関節の変形。
- ベーラー角の計測。
- 踵骨骨嚢腫，踵骨骨端症（セーバー病）。

年齢区分	電圧(kv)	電流(mA)	mAs	撮影距離(cm)	グリッド比
新生児期	50	200	1.2	100	—
乳児期	50	200	1.6	100	—
幼児期前期	50	200	1.6	100	—
幼児期後期	50	200	1.6	100	—
学童期	55	200	2.0	100	—
思春期	55	200	2.4	100	—

撮影方法

準備

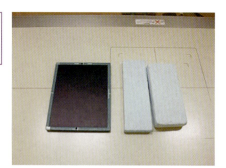

・スタイロフォーム®

1

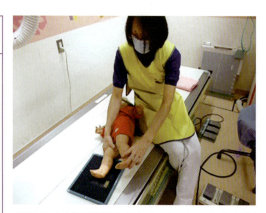

頭側の人が体幹部を横にして，しっかりと保持する。

2

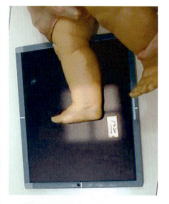

照射野を踵骨に合わせ，脛骨内果，腓骨外果を十分含むように絞り撮影する。

CHECK POINT！

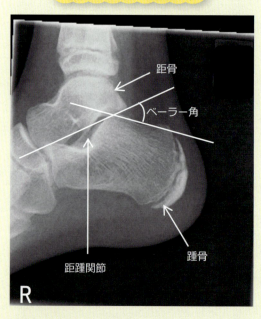

撮影範囲・中心X線
- 踵骨・脛骨内果・腓骨外果を含む。
- 踵骨中央に入射する。

画像
- 距踵関節の関節間隙が明瞭に描出されている。

> **Point！ ベーラー角**
> 踵骨隆起と後関節裂隙後縁とを結ぶ線と，踵骨前関節先端と後関節裂隙後縁とを結ぶ線のなす角。正常では20〜30°になるが骨折があるとこの角度が減少する。

Section 34
踵骨軸位

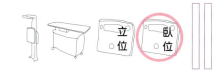

適応
- 踵骨骨折，後関節面，踵骨軸の内外反変形。
- 踵骨骨囊腫。

年齢区分	電圧(kv)	電流(mA)	mAs	撮影距離(cm)	グリッド比
新生児期	50	200	1.2	100	−
乳児期	50	200	1.6	100	−
幼児期前期	50	200	2.0	100	−
幼児期後期	55	200	2.4	100	−
学童期	55	200	2.4	100	−
思春期	55	200	2.8	100	−

撮影方法

準備

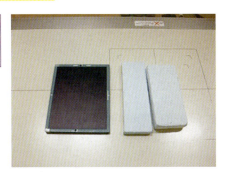

- スタイロフォーム®

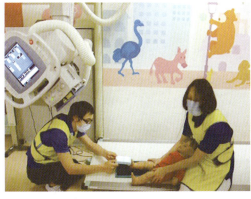

頭部側の人が体幹部をしっかりと保持する。

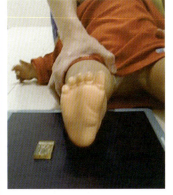

管球の角度を40°振り，中心線を踵骨中央部に向けて撮影する。

CHECK POINT！

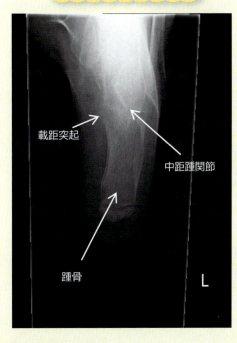

載距突起／中距踵関節／踵骨／L

撮影範囲・中心X線
- 踵骨から第5中足骨・中距踵関節を含む。
- 踵骨中央に向けて入射する。

画像
- 距踵関節より後方の踵骨が半軸位像として描出されている。
- 踵骨の内側には載距突起，外側には第5中足骨が描出されている。

Section 35
下肢全長荷重位正面

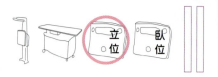

適応
- 下肢のアライメント，脚長差の評価。
- 荷重位におけるX脚，O脚の評価。

年齢区分	電圧(kv)	電流(mA)	mAs	撮影距離(cm)	グリッド比
新生児期	60	200	6.4	300	−
乳児期	63	200	6.4	300	−
幼児期前期	65	200	6.4	300	−
幼児期後期	65	200	7.2	300	−
学童期	65	200	10.0	300	−
思春期	65	200	12.6	300	−

撮影方法

準備

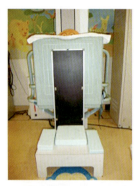

- スタイロフォーム®
- タオル

1

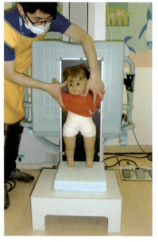

1人は，体幹部がねじれないようにしっかりと支える。左右の腸骨の高さが揃うように，補高を入れて調整する。

2

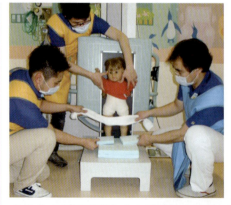

もう1人が照射野を合わせ下肢を伸展・軽度内旋させ膝関節が正面となるような体位で撮影する。
※足底はしっかりと床面についている状態にする。

3

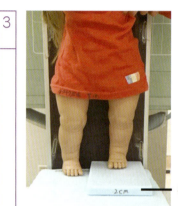

補高

脚長差がある場合，正確に脚長差を評価するために，補高を足底に入れ膝を伸展させる。

CHECK POINT !

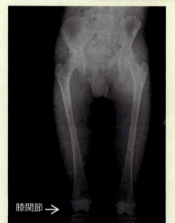

撮影範囲・中心X線
- 骨盤から足底骨を含む。
- 膝関節に入射する。

画像
- 骨盤が正面を向いていて腸骨稜の高さが揃っている。
- 膝関節が伸展し正面を向いている。
- 足底が浮いていない。

Section 36
下肢全長臥位正面

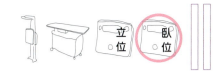

適応
- 脚長差の評価。
- 無荷重位における下肢のアライメントの評価。

年齢区分	電圧(kv)	電流(mA)	mAs	撮影距離(cm)	グリッド比
新生児期	60	200	6.4	180	—
乳児期	63	200	6.4	180	—
幼児期前期	65	200	6.4	180	—
幼児期後期	65	200	7.2	180	—
学童期	65	200	10.0	180	—
思春期	65	200	12.6	180	—

撮影方法

準備

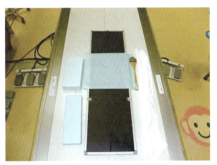

- スタイロフォーム®
- 性腺防護
- タオル

1

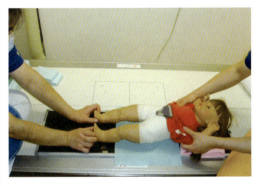

1人が体幹部にねじれがないようにしっかりと押さえ、性腺防護を入れる。

2

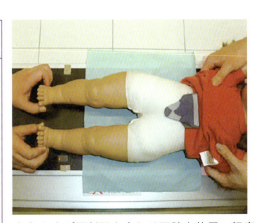

もう1人が照射野を合わせ下肢を伸展・軽度内旋させ、膝関節が正面となるような体位で撮影する。

3

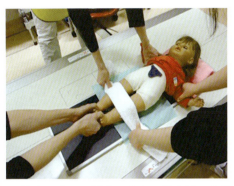

下肢を1人では固定できない場合は、もう1人介助を依頼し、伸展位が取れるよう膝関節をタオルなどで押さえる。

CHECK POINT !

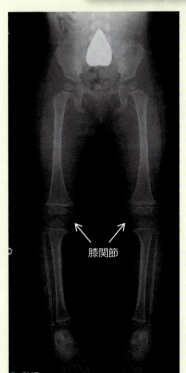

撮影範囲・中心X線
- 骨盤から足底骨を含む。
- 膝関節に入射する。

画像
- 骨盤が正面を向いている。
- 膝関節が伸展し正面を向いている。
- 可能な限り足先まで含む。

Section 37
下肢全長臥位側面

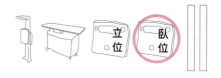

適応
- 下肢のアライメント評価。
- 拘縮があり，正面像で脚長差が評価できない場合に側面像で評価。

年齢区分	電圧(kv)	電流(mA)	mAs	撮影距離(cm)	グリッド比
新生児期	60	200	6.4	180	—
乳児期	63	200	6.4	180	—
幼児期前期	65	200	6.4	180	—
幼児期後期	65	200	7.2	180	—
学童期	65	200	10.0	180	—
思春期	65	200	12.6	180	—

撮影方法

準備

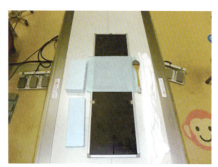

- スタイロフォーム®
- 性腺防護
- タオル

1

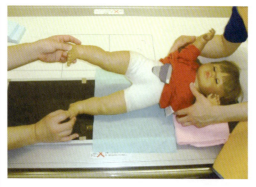

1人が体幹部をしっかりと押さえ，性腺防護を入れる。

2

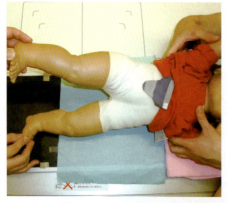

もう1人が照射野を合わせ下肢を軽く屈曲させ，膝関節が側面となるような体位で撮影する。

3

下肢を1人では固定できない場合は，もう1人介助を依頼し，軽い屈曲位で膝関節が側面となるようタオルなどで押さえる。

CHECK POINT！

撮影範囲・中心X線
- 検側の骨盤から足底骨を含む。
- 膝関節に入射する。

画像
- 膝関節が側面を向いている。
- 可能な限り足先まで含む。
- 非検側の下肢が重ならない。

← 膝関節

↓ 踵骨

第VIII章

資　料

Section 1　全身骨撮影
Section 2　小児の骨の特徴
Section 3　小児の骨折の特徴
Section 4　骨端線損傷の分類
Section 5　骨折の画像上での変化
Section 6　小児期の正常変異
Section 7　頭部
Section 8　頭部：副鼻腔―ウォーターズ氏法
Section 9　頭部：副鼻腔―コールドウェル氏法
Section 10　骨盤計測
Section 11　上肢：肘関節の画像所見
Section 12　上肢：小児肘関節像の年齢別変化（正面像）
Section 13　上肢：小児の骨年齢
Section 14　下肢：内反足の画像所見―背底位
Section 15　下肢：内反足の画像所見―背屈位
Section 16　下肢：股関節の画像所見
Section 17　紙オムツが画像に及ぼす影響

Section 1
全身骨撮影

適応

＊骨系統疾患
＊内分泌代謝疾患
＊child abuse（CA，子ども虐待）
・上記の疑いがある場合，また経過観察のため撮影される。
・微細な画像所見の読影が必要となるため体格に合ったフィルムサイズでの撮影が必要。児を1枚ですべてとらえる"ベビーグラム"は推奨されない。
・子ども虐待が疑われる1歳未満の乳児に対しては，2週間程度時間をおいて，再度全身骨撮影を行う。

撮影方法

・頭部 2R　　　：正面・側面
・頸椎 1R　　　：側面
・胸椎 2R　　　：正面・側面　｝生後6か月までは全脊椎で撮影可能
・腰椎 2R　　　：正面・側面　　（胸郭・骨盤が欠けないように撮影）
・両大腿骨 1R　：正面　　　　｝半切で入るなら両下肢全長で撮影可能
・両下腿骨 1R　：正面　　　　　（年齢区分に関係なし）
・両足部 2R　　：正面・側面　（子ども虐待の時は正面のみ）
・両上腕骨 1R　：正面　　　　｝半切で入るなら上肢全長で撮影可能
・両前腕骨 1R　：正面　　　　　（年齢区分に関係なし）
・両手部 1R　　：正面
・（両肋骨両斜位　子ども虐待の時のみ追加）

チェックポイント

〈頭部〉

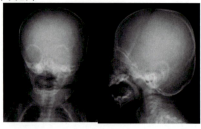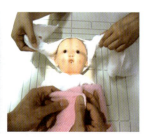

撮影範囲・中心X線
・下顎から頭頂部を含む。
・鼻根部に入射（正面）する。
・トルコ鞍に入射（側面）する。

画像
・眼窩外縁から頭蓋骨外縁までの距離が等しい（正面）。
・トルコ鞍，斜台が側面像として描出されている（側面）。

〈頸椎〉

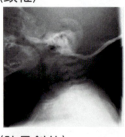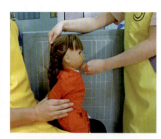

撮影範囲・中心X線
・第1頸椎から第7頸椎を含む。
・第4頸椎に入射（垂直方向）する。

画像
・肩と下顎が頸椎に重ならない。
・椎体が前後屈せず中間位である。

〈肋骨斜位〉

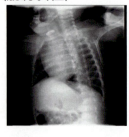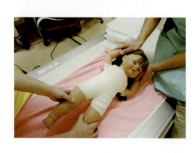

撮影範囲・中心X線
・第1肋骨から第12肋骨を含む。
・肋骨中央部に入射する。

画像
・患側の肋骨が伸展した像として描出されている。
※子ども虐待を疑っている時のみ追加撮影する。

〈全脊椎〉

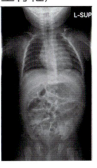
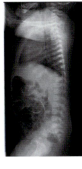
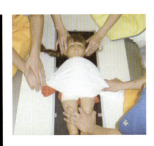

撮影範囲・中心X線
・外耳孔から骨盤を含む。
・胸郭を含む。
・第10胸椎に入射する。

画像
・正面は鎖骨，腸骨が左右対称に描出されており，側面は両外耳孔，腸骨陵，両大腿骨骨頭が重なる。
※生後6か月までは全脊椎で撮影
　上記以外は胸椎・腰椎に分けて撮影する。

〈下肢全長〉

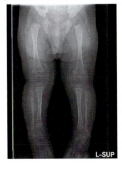
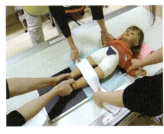

撮影範囲・中心X線
・股関節から足底骨を含む。
・膝関節に入射する。

画像
・骨盤が正面を向いている。
・膝関節が伸展し正面を向いている。
※半切サイズで撮影可能であれば全長撮影を行う。
　上記以外は大腿骨・下腿骨に分けて撮影する。

〈足部〉

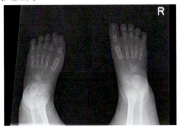
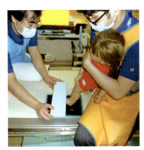

撮影範囲・中心X線
・足指から踵骨を含む。
・第3中足骨中央に入射する。

画像
・足部が正面になっている。
・趾骨の重なりがない。
※両足部を1枚で撮影可能であれば分けずに撮影する。

〈上肢全長〉

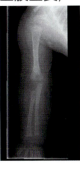
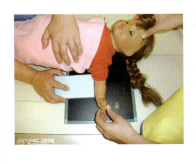

撮影範囲・中心X線
・肩関節から手関節を含む。
・肘関節中点に入射する。

画像
・上肢がなるべくまっすぐ伸びている。
・肘関節および手関節が正面を向く。
※半切サイズで撮影可能であれば全長撮影を行う。
　上記以外は上腕骨・前腕骨分けて撮影する。

〈手部〉

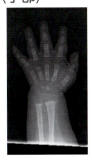
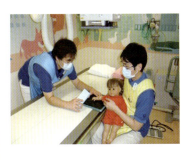

撮影範囲・中心X線
・指先から手関節を含む。
・第3中手指節関節（MP関節）に入射する。

画像
・手は軽く開いた状態で正面を向く。
・拇指が側面に近い像になっている。
※両手部を1枚で撮影可能であれば分けずに撮影する。

〈子ども虐待に特徴的な骨折[1]〉

1) 特異性：高度
   - 骨幹端骨折（corner fracture, bucket handle fracture）
   - 肋骨骨折（特に後部肋骨脊椎接合部骨折・多発骨折）
   - 鎖骨骨折（遠位1/3側，近位1/3側）
   - 棘突起骨折
   - 胸骨骨折
   - 肩甲骨骨折
2) 特異性：中等度
   - 複雑骨折（特に両側）
   - 異なる発生時期の複数骨折
   - 骨端離開（Salter-Harris Ⅰ）
   - 脊椎の骨折 and/or 脱臼
   - 指趾の骨折
   - 頭蓋の複合骨折・縫合線を超える骨折・後頭骨骨折
3) 特異性：低い（頻度は高い）
   - 骨膜下骨新生
   - 鎖骨骨折（中部1/3，中部と遠位の接合部）
   - 長幹骨骨幹部骨折（歩行前児であれば比較的特異性が高い）
   - 頭蓋骨線状骨折

骨幹端骨折

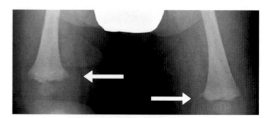

大腿骨遠位

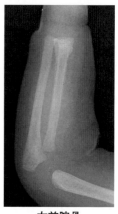

左前腕骨

多発肋骨骨折

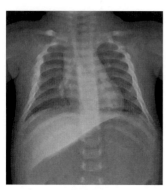

正面像

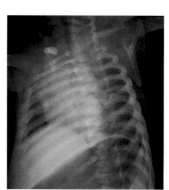

左前斜位

1) Slovis TL (ed). Caffey's pediatric diagnostic imaging, 12th edition. Philadelphia, Mosby. 2776-2830: 2013.

Section 2
小児の骨の特徴

"小児は小さな大人"ではなく，成長過程の骨は成人にはみられない特徴がある。

1) 骨組織はハバース管が太く多孔性である。
2) 水分量が多く可塑性に富む。
3) 骨端線が存在する。
4) 厚く強固な骨膜が，骨皮質にルーズに付着している。

再生力に富み適切な治療により短期間に治癒し，ほぼ完全にリモデリングされる。

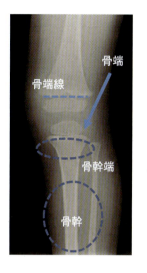
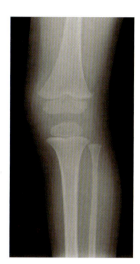

Section 3
小児の骨折の特徴

1) 若木骨折（classic greenstick fracture）
   屈曲により生じる。両側皮質の断裂は起こらず凸側の皮質のみに断裂が起こる。

2) 膨隆骨折（torus fracture）
   長管骨に長軸方向の力が加わることにより，骨皮質が軽度外方に突出したもの。

3) 可塑性変形（plastic bowing）
   骨折線が見えない骨湾曲状態。弾性変形の限度をわずかに超え可塑性変形領域で解除されると起こる。

4) 骨端線損傷
   Salter-Harris 分類

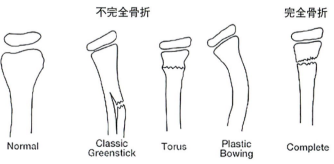

日本小児放射線学会雑誌, Vo 16. No.2, P93, 2000.

Section 4
骨端線損傷の分類

〈Salter-Harris 分類〉

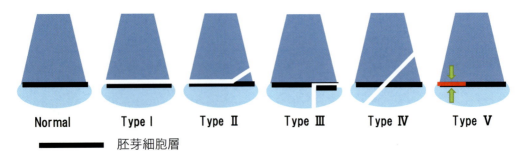

★グレードが高いほど骨端線の早期閉鎖の可能性が高い。
　Type Ⅰ：骨端線の離開
　Type Ⅱ：骨端の離開，骨幹端の骨折，皮質の断裂を伴う。
　Type Ⅲ：骨折線が骨端を走り骨端の離開を伴う。
　Type Ⅳ：骨折線が骨端から骨端線を通り骨幹まで及ぶ。
　Type Ⅴ：長軸方向の力による骨端線の圧迫骨折
　　　Slovis TL(ed). Caffey's pediatric diagnostic imaging, 12th edition. Philadelphia, Mosby. 2013.

Section 5
骨折の画像上での変化

| 炎症期 → | 修復期 → | リモデリング |

	早期	ピーク	後期
軟部組織の腫脹の改善	2〜5日	4〜10日	10〜21日
骨膜下の新生骨の形成	4〜10日	10〜14日	14〜21日
軟性仮骨形成	−	10〜14日	14〜21日
硬性仮骨形成	14〜21日	21〜42日	42〜90日
リモデリング	3か月	1年	2年〜骨端線閉鎖

Slovis TL(ed). Caffey's pediatric diagnostic imaging, 11th edition. Philadelphia, Mosby. 2008.

Section 6
小児期の正常変異

〈恥骨坐骨結合〉

- 恥骨と坐骨の軟骨結合が骨化の過程で腫瘤状を呈する。
- 6〜8歳の20％で片側性，45％で両側性
- 通常は1〜3年で消失

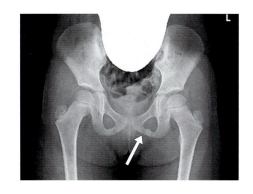

〈大腿骨遠位骨幹端の皮質不整像〉

- 遠位端骨幹端の背内側面に浅い陥凹を伴う骨皮質の不整
- 5〜15歳に多い。
- 正面像では縦長楕円状の透亮像として，側面像では皮質の不整像

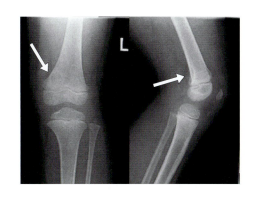

〈大腿骨内側顆・外側顆の不整骨化〉

- 骨端辺縁における不均等な骨化により生じる。
- 2〜6歳に多い。
- X線写真では骨皮質の限局性の不整を認める。

〈線維性骨皮質欠損（＝非骨化性線維腫）〉

- 長管骨骨幹端の骨皮質表面に存在する線維性組織の増殖による皮質骨の骨化不全
- 好発部位：脛骨，腓骨，大腿骨の骨幹端
- 成長とともに骨端線から離れる方向に移動し，消退する。
- X線写真では骨皮質に一致する硬化縁を伴う透亮像を認める。

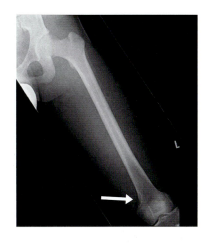

Section 7
頭部

- 頭蓋骨は，出生時に大泉門・小泉門・前側頭泉門（1 対）・後側頭泉門（1 対）の 4 種の泉門があり，生後の発達とともに順に融合する。
    - 小泉門　　　：生後 3 か月
    - 前側頭泉門：6 か月
    - 後側頭泉門：18 か月
    - 大泉門　　　：36 か月

- 脳と頭蓋骨のそれぞれの発達に時間差があるため，脳の表面が頭蓋骨内板を圧迫することで，指圧痕の増強が起こる。
    - 2 〜 3 歳，5 〜 7 歳の 2 つのピークがある。
    - 新生児，10 歳以上では，指圧痕は認められない。

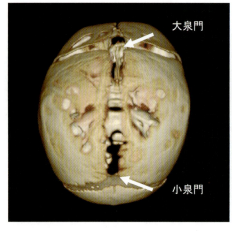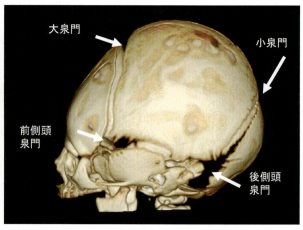

- 副鼻腔は出生時には，ほとんど認められず，上顎洞・篩骨洞・蝶形骨洞・前頭洞の順に発達する[1]。
    - 上顎洞・篩骨洞　：生後 6 か月頃から発達
    - 蝶形骨洞　　　　　：2 歳頃から発達
    - 前頭洞　　　　　　：4 歳頃から発達

- 2 歳未満では，正常でも涕泣つまり涙を流して泣くと，上顎洞の含気は容易に低下する。

- 小児においては，副鼻腔粘膜肥厚は高率にみられ，CT 所見の特異性は低い。

- 急性副鼻腔炎に伴う眼窩内や頭蓋内の合併症が疑われる場合には，CT の適応となる。

- 長引く咳嗽は急性副鼻腔炎の可能性を疑う。

1）宮坂実木子．画像診断における成育の診方　成長発達を考慮した小児頭頸部画像診断．小児耳鼻咽喉科．26（1）；73-81：2005．

Section 8
頭部：副鼻腔-ウォーターズ氏法

小児のウォーターズ氏法では，永久歯が上顎洞に重なるため年齢に応じて，患者の顔面の角度を変える。

・1歳位：鼻が完全にIP面につく程度

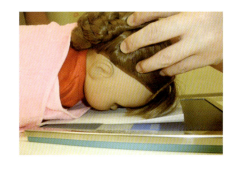

・3歳位：鼻尖がIP面に触れる程度

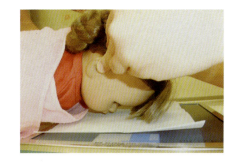

・5歳位：鼻尖がIP面より1横指離す程度

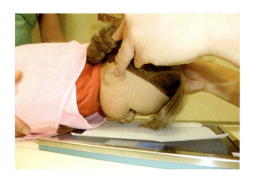

・10歳位：ドイツ水平線がIPと45°の角度になる

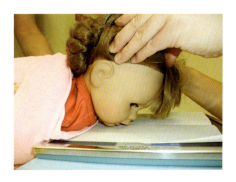

Section 9

頭部：副鼻腔ーコールドウェル氏法

　小児のコールドウェル氏法では，副鼻腔の未発達な新生児・乳幼児は，本当に必要か撮影前に確認。年齢に応じて，患者の顔面の角度を変える。

・5歳位：鼻が完全にIP面につく程度

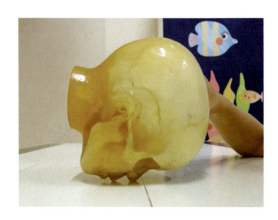

・10歳位：鼻尖がIP面に触れる程度

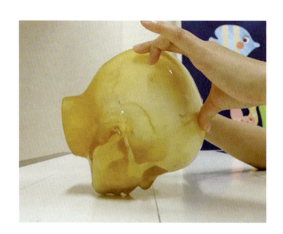

Section 10
骨盤計測

狭骨盤やCPD（児頭骨盤不均衡）を診断し，経腟分娩可能か判断するために行われる。

〈適応〉

既往歴：①骨盤の変形・骨折の既往，骨疾患の既往・合併
　　　　　　…骨盤腔内の不整形の可能性あり
　　　　②既往の分娩に原因不明の難産

現症（母体側）：①身長＜150 cm（特に＜145 cm…狭骨盤の可能性あり）
　　　　　　　　②骨盤外計測値が小さい（外結合線＜180 cm）
　　　　　　　　③骨盤内計測により骨盤の狭小，変形の疑いがあるもの
　　　　　　　　④機能的骨盤計測（Seitz法）が（＋）（±）例
　　　　　　　　⑤妊娠38週以降の初産婦で児頭が浮動状態

現症（胎児側）：①子宮底長≧36 cm（特に≧38 cm…巨大児の可能性あり）
　　　　　　　　②超音波診断法でBPD≧10 cm　※児頭大横径
　　　　　　　　　…巨大児，水頭症の可能性あり

その他CPDを除外したい症例：①高年初産
　　　　　　　　　　　　　　②初産骨盤位
　　　　　　　　　　　　　　③胎勢・回旋・進入異常の疑いがあるもの

　　　　　　　　　　　　　　　　　　日本産科婦人科学会雑誌　53巻10号, N-328.

〈備考〉

胎児への放射線影響としきい線量

時期	影響	しきい値（Gy）
着床前期（～受精後8日）	胚死亡	0.1
器官形成期（3週（着床）～8週）	奇形	0.1
妊娠中期（8週～15週）	精神遅滞	0.1～0.3
（16週～25週）	発育遅滞	0.1～0.3
妊娠後期（25週～38週）	安定期	―
妊娠前期	がん・遺伝疾患・確率的影響	―

　　　　　　　　　　　　　　　　　　国際放射線防護委員会の2007年勧告．P22-23.

Section 11
上肢：肘関節の画像所見

〈fat pad sign〉

関節内血腫/水腫により肘関節90°屈曲位の側面像で認める。

① anterior fat pad sign
鉤突窩のfat padを反映
腫脹がある場合，上方に偏位（正常でも描出）

② posterior fat pad sign
肘頭窩のfat padを反映
関節液の貯留により後方に偏位描出される。

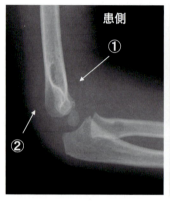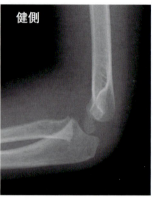

〈ulnar bow sign〉

尺骨の可塑性変形の評価
maximum ulnar bow ≧ 1 mm で陽性

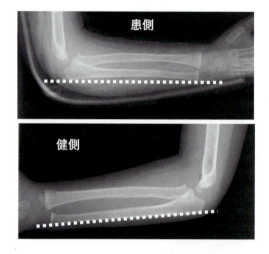

〈radiologic lines〉

この関係が乱れているときは橈骨頭の脱臼が疑われる。

①前上腕骨線（anterior humeral line）
側面像にて上腕骨前面に沿う線は正常ではその延長線が上腕骨小頭の中1/3を通る。

②橈骨小頭線（radiocapitellar line）
近位橈骨の長軸の延長線は正常では上腕骨小頭をどんな肢位でも通る。

※橈骨頭の骨端核が出現していない場合，脱臼を見逃してしまうことが多い。

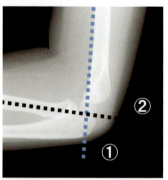
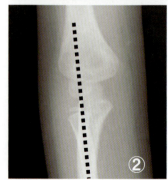

Section 12
上肢:小児肘関節像の年齢別変化(正面像)

〈肘の骨化核出現時期〉

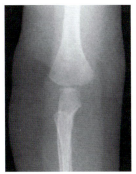
0歳

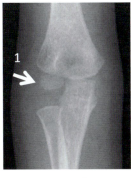
3〜4歳

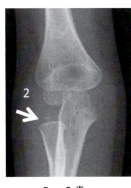
5〜6歳

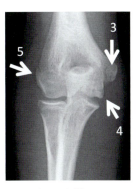
9〜13歳

1:上腕骨小頭 1歳以下,2:橈骨頭 3〜6歳,3:内側上顆 5〜7歳
4:上腕骨滑車 9〜10歳,5:外側上顆 9〜13歳

Section 13
上肢:小児の骨年齢

　骨発達は化骨核の数と大きさ,形,被黒度輪郭の尖鋭度,骨端融合度によって判定される。暦年齢と対比して骨年齢を決めるが,最も早く出現する手根骨は有頭骨で2〜6か月に現れる。次いで有鈎骨が現れ,1歳では2個の手根骨が現れる。
　6歳までの骨年齢の手根骨の骨化数は,年齢+1≒骨年齢にあった骨化数となる。

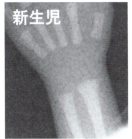
手根骨がない

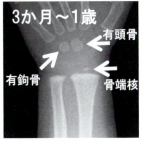
有鈎骨・有頭骨が出現
橈骨遠位端に骨端核

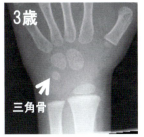
三角骨が出現

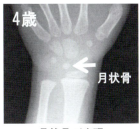
月状骨が出現

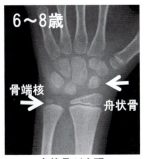
舟状骨が出現
尺骨遠位端に骨端核

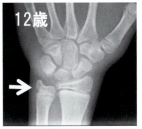
尺骨茎状突起が出現

Section 14
下肢：内反足の画像所見－背底位

〈①距踵角〉

距骨長軸と踵骨長軸のなす角
正常：30～55°

> **Point！**
> 内反足：
> ・距踵角（小）
> 　距骨と踵骨が平行に近くなる。
> ・第一中足骨の長軸が距骨長軸より内方に位置する。
> ・距骨・踵骨の重なりが多くなる。

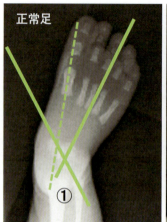
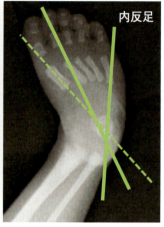

Section 15
下肢：内反足の画像所見－背屈位

〈①距踵角〉

距骨長軸と踵骨長軸のなす角
正常：25～50°

〈②脛距角〉

脛骨中心線と距骨長軸のなす角

〈③脛踵角〉

脛骨中心線と踵骨下面のなす角
正常：10～40°

> **Point！**
> 内反足：距踵角（小）
> 　　　　距骨と踵骨が平行に近くなる。
> 　　　脛距角（大）
> 　　　脛踵角（大）

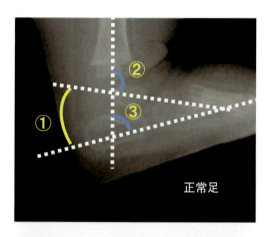
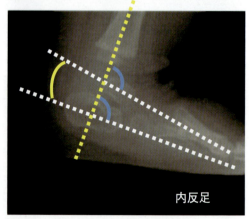

Section 16
下肢：股関節の画像所見

〈① teardrop distance〉

涙痕像と骨頭縁までの距離
左右差が 1 〜 2 mm 以上で有意

〈② Shenton 線〉

閉鎖孔と大腿骨頸部を結ぶ仮定の線。正常では連続している。

〈③ Calvé 線〉

腸骨外線と大腿骨頸部外側縁を結ぶ線

〈④ Klein 線〉

頸部外側縁の延長線。正常では骨頭と交わる。

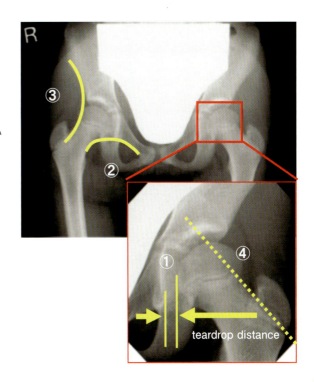

〈⑤ 臼蓋角〉

両側の Y 軟骨下端を結ぶ線と Y 軟骨下端と臼蓋縁とを結ぶ線のなす角
乳児期：30 〜 35°以下
10 歳：15°前後

〈⑥ Ombredanne 線〉

臼蓋縁外側から Y 線に下した垂線。正常は骨頭が本線の内側に存在する。

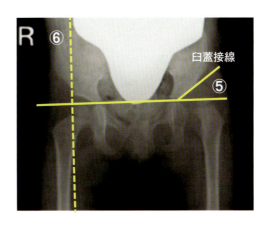

Section 17
紙オムツが画像に及ぼす影響

　紙オムツには吸収材が使用されており，おしっこを吸収するたびにどんどん膨れ上がってきます。おしっこを含んだ吸収材が画像にどのように影響するのか実験してみました。

〈条件〉
　区分3の条件にて5歳児相当の骨盤ファントムを使用し，ユニ・チャーム®HPを参照に月齢ごとのおしっこの量を紙オムツに吸収させていきました。

区分	年齢	電圧 (kv)	電流 (mA)	mAs	撮影距離 (cm)	グリッド比	AEC
1	～1か月未満	60	200	1.2	100	—	—
2	1か月以上1歳未満	60	250	1.5	100	—	—
3	1歳以上4歳未満	60	250	1.5	100	—	—
4	4歳以上6歳未満	70	200	5	120	8：1	—
5	6歳以上12歳未満	70	200	10	120	8：1	—
6	13歳以上	75	200	16	120	8：1	—

● 排泄機能の発達

月齢		排尿機能の発達		排便機能の発達	
		膀胱にためられるおしっこの量	1日のおしっこの回数	1日のうんちの回数	うんちの状態
新生児期	0～1ヶ月	5～20cc	15～20回	2～10回	水っぽい
乳幼児期	1～3ヶ月	10～80cc			泥状・軟便
	3～6ヶ月				
	6～12ヶ月	50～180cc	10～16回	1～3回	形ができはじめる
幼児期	1～2歳	80～200cc	7～12回		形ができるかたくなる
	2～4歳	100～250cc	5～8回	1～2回	

ユニ・チャーム®HPより引用

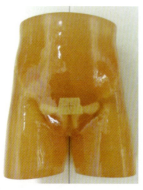

5歳児骨盤ファントム

〈結果〉

おしっこをした直後から吸収材は膨張し、画像に影響します。

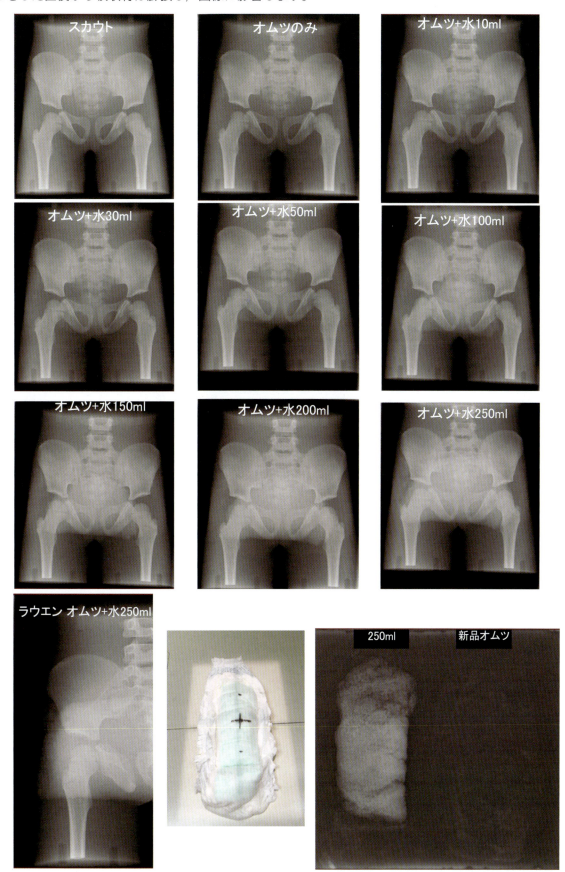

Point！
上図より、紙オムツは濡れていない状態でもしわとして画像に影響しますので、撮影時にははずしましょう！

索 引

あ行

アウトレット	54
アデノイド増殖症	24
異物誤飲	83
インレット	54
烏口突起	65
横突起骨折	42

か行

外反母趾	114
下顎骨	18, 25, 26
下顎骨頭	25
下顎頭	26
可塑性変形	155
眼窩	18, 19, 22
環軸関節	39
環軸関節亜脱臼	37
気管分岐部	28
臼蓋形成不全	129
胸骨柄	63
胸郭異常	40, 41
胸郭変形	60
胸腔内遊離ガス	77
頬骨	22
胸骨体部	63
胸鎖関節	63, 67
胸水	77
距骨	142
距骨滑車部	145
距踵関節	145
距腿関節	143
頸椎アライメント	35
肩関節窩	88, 90
肩関節不安定症	93
肩甲棘	66
剣状突起	63, 64
肩峰	65, 69
肩峰下腔	88, 91
後距踵関節	144
合指症	107, 108
合趾症	114
後床突起	9
甲状軟骨	28
後側頭泉門	158
後頭骨	10
股関節先天異常	125
股関節脱臼	124
骨端線損傷	155
骨年齢	163

さ行

載距突起	147
坐骨棘	50
産科真結合線	55
三半規管	14
指圧痕	8
耳小骨	14
児頭骨盤不均衡	55
歯突起	39
シャントバルブ	23
手根骨	105
上咽頭	27
上顎歯槽骨	17, 26
小顎症	25
上顎洞	15〜17, 22
上気道閉鎖症	24
踵骨溝	144
小骨盤腔	56
上前腸骨棘	51
小泉門	158
上腕骨顆上骨折	99, 100
上腕骨頭小結節	90
睡眠時無呼吸症候群	24
声門下狭窄症	27, 28
脊柱側弯症	30, 31
脊椎奇形	31
仙骨尖	49
前床突起	9
前側頭泉門	158
先天性握り母指	110
前頭骨	8, 19
前頭洞	15〜17
前鼻棘	21
総排泄腔外反	51

た行

大後頭孔	10
大泉門	158
大腿骨頭すべり症	128
多指症	107, 108
多趾症	114
中距踵関節	147
中手骨間角度計測	110
腸骨翼	53
腸腰筋	42
椎間孔	36
橈尺骨癒合症	99
動揺性肩関節	93
ドッグサイン	44
トルコ鞍	9

な行

内耳道	12, 14
内反足	114
二分脊椎	47
二分脊椎症	30
乳突蜂巣	13
乳様突起	13

は行

鼻咽頭	28
鼻吸気	24
鼻骨	18〜21
鼻根部	20, 21
鼻中隔	20
鼻軟骨	21
腹腔内遊離ガス	80, 82
ベーラー角	146
変形股関節症	125
扁平足障害	117
膨隆骨折	155
母指形成不全	110

や行

癒合椎	30
腰椎すべり症	45, 46
腰椎分離症	43, 44

ら行

リーメンビューゲル	126
ルシュカ関節	34

わ行

若木骨折	155

A

air trapping	79

D

dog sign	44

F

fat pad sign	162

K

KUB	85

S

Salter-Harris 分類	156

V

V-P シャント	23

新生児から小児
単純 X 線撮影マニュアル

価格はカバーに表示してあります

2018 年 12 月 19 日　第一版 第 1 刷 発行

監　修	野坂　俊介
著　者	国立研究開発法人　国立成育医療研究センター 診療放射線技師 Ⓒ
発行人	古屋敷　信一
発行所	株式会社 医療科学社 〒 113-0033　東京都文京区本郷 3 − 11 − 9 TEL 03（3818）9821　　FAX 03（3818）9371 ホームページ　http://www.iryokagaku.co.jp 郵便振替　00170-7-656570

ISBN978-4-86003-493-1　　　　　（乱丁・落丁はお取り替えいたします）

本書の複製権・翻訳権・上映権・譲渡権・公衆送信権（送信可能化権を含む）は（株）医療科学社が保有します。

JCOPY ＜（社）出版者著作権管理機構 委託出版物＞

本書の無断複写は著作権法上での例外を除き，禁じられています。複写される場合は，そのつど事前に（社）出版者著作権管理機構（電話 03-3513-6969，FAX 03-3513-6979，e-mail: info@jcopy.or.jp）の許諾を得てください。